寝たら死ぬ！頭が死ぬ！

87歳現役。人生を豊かにする短眠のススメ

櫻井秀勲

きずな出版

『寝たら死ぬ！　頭が死ぬ！』発刊にあたって

「櫻井先生の生き方は、人生100年時代のこれからの教科書だ」

――ハーバード大学教授　荻野周史

私は、人生で初めて単行本の推薦文を書くことを依頼された。

それも、私の人生（私生活）の師匠ともいえる櫻井さんの本である。

本来、師匠ならば「櫻井先生」と呼ぶべきなのだが、ここでは親しみをこめて櫻井さんと呼ばせていただく（櫻井先生、ＯＫですよね？）。

櫻井さんの本との出会いは、おそらく2000年頃にさかのぼる。

私は男子校の灘《なだ》中学・高校の卒業生であり、東京大学に入ってからも女性とは唯一ひとりを除いて付き合えずにいた。私は女性と付き合うすべを知らなかった。

医学部卒業後に米国に渡ってきたが、個人的には深刻な女性難であった。

病理学研修が終わったら、日本に帰って奥さんを見つけようと思っていた矢先、中国人女性と出会って結婚したが、相性が悪かった。

たまたま帰国した折に櫻井さんの本と出会って、目からうろこが落ちる思いであった。私は櫻井さんの本を買い漁っては何度も読み、女性学を頭に叩き込んだ。前妻と離婚後は、櫻井さんから学んだことを実践してみた。そして私はいつの間にか、付き合っている女性が自分に相性のいい女性かどうかわかるようになった。

おかげさまで現在に至るまで、私の私生活も仕事上のキャリアも充実したものとなっている。私の人生をより楽しくしてくださった櫻井さんは、師匠なのである。


その櫻井さんが書かれた、この新刊を読んだ。

重要なメッセージは「人生何歳になっても楽しく熱中できることをやりなさい」ということだ。私も完全に同感である。何歳になっても社会のためになることを一生懸命、楽しくやる。それが洋の東西を問わず、充実した人生の基本で、若々しくいるための秘訣であることに間違いない。

昨年、櫻井さんにお会いして実年齢を聞いたときは私もたいそう驚いたものだ。睡眠についていえば、夜早めに寝て、朝早く起きる生活、つまり基本的には人類が何万年も続けてきた睡眠リズムに近いほうが、私は調子がいい。アインシュタインは1日10時間寝ていたと聞いている。人それぞれ快適な生活のスタイルが違ってもいい。

もうひとつ心から共感するのが「人々が右にいけば左に行け」というメッセージだ。どんな世界にいても、ビジネスでも、科学研究の分野でも、人と同じことをしていては生き残れない。ところが最近の科学研究者育成においては、人の真似をしていれば学位がとれる、逆に真似をしないと学位がとれない。

長い泰平の江戸時代の影響か、現在の学校教育の問題か、日本人はリスクを避ける傾向が特に強い。ところが、ビジネスでも科学分野でもリスクをとらない（冒険しない）ことが逆にリスクなのだ。
何でもいいから、人がやらないことに、冒険に、そして身近な人が喜ぶことに、熱中しようではないか。そうすれば日本はもっと元気になる。

ハーバード大学医学大学院病理学教授 兼
ハーバード大学公衆衛生学大学院疫学部教授 兼
ブリガムアンドウィメンズ病院分子病理疫学部門長 兼
ＭＩＴ＆ハーバードのブロード研究所アソシエイトメンバー
荻野周史

はじめに

無理こそ長寿の方法

私は少々身体が異常なのでしょうか？

あまり睡眠をとらないほうが、元気でいられるような気がします。

世の中は「もっと睡眠時間を長くすべきだ」という声のほうが多いようですが、私はまったく反対です。特に高齢者は、これ以上睡眠をふやしたら、寝たきり老人だらけになってしまうでしょう。

たしかに残業続きで疲れ切っている人なら、もっと睡眠をとるべきですが、何もすることがなく一日中テレビを見るしかない人であれば、むしろ睡眠を短くして、何でもいいから自分でやるべきことをふやすことです。

「やれることがないから寝るんだ！」と叱られそうですが、私にいわせれば男でも炊事、洗濯、食事の用意と片づけができるはずです。

犬の散歩だってあるかもしれませんし、1日1回はスーパーに行って、一番安くて栄養のありそうな総菜を見つけてもいいでしょう。

私は若い頃から女性週刊誌、隔週刊誌、月刊誌と、老若女性の雑誌ばかり編集してきたことで、「男性はもっと女性の仕事に踏み込むべきだ」と考えています。

自分で食べたものは自分で洗い、家族の食器も洗うべきだと思うのです。もちろん、それら食器を片づけることは当然であり、ごみ類を集積所にもっていくのも男の仕事です。

それは社会での身分や立場とは、まったく関係がありません。

そして、そうするからこそ、知らず識らず、足も手も頭も使うことになるのです。

私はいまの日本の高齢者医療のあり方には、強い疑問をもっています。

あまりにも多くの薬を出しすぎるため、薬漬けといっていいほど飲みつづけています。

私たち人間は感情の動物であり、1種類より2種類、2種類より3種類と薬の量が増せば、感情が衰えていき、誰でも病人らしくなってしまうと思います。

本論で詳しく述べますが、私は現在1種類の薬も服用していませんし、睡眠時間も短く、午前3時前にベッドに入ることはありません。本当は無理しているのかもしれませんが、そのくらい我慢強いほうが、高齢という強敵に勝つと信じています。

「寝たら死ぬ！　頭が死ぬ！」

これは私のつくった標語のようなものです。

私の大先輩である「暮しの手帖」の初代編集長だった花森安治氏は、第2次大戦中に「ぜいたくは敵だ！」という名標語をつくっています。

これは真理であって、戦争中でも平和な時代でも、ぜいたくは敵なのです。特にぜいたくな食べものは現在、最大の敵です。

私は自分なりに尊敬する大先輩に負けじとこの標語をつくったのですが、ある程度当たっていると思います。それは私の周りの同時代人の死に方を見ていて、ふだんからつくづくと感じていたからです。

いまの時代、お金持ちは大勢いますが、その全員が幸せかというと、そうとはいえません。お金より健康が重要になってきたからです。

もう一歩進んで考えれば、70代からの生活が人間の幸福を左右すると思います。仮に富豪になっても、認知症や身体が不自由になってしまっては、本当に幸せな一生を送ったとはいえないでしょう。

ましてお金持ちになれる人は、せいぜい100人に1人です。99名の人は豊かとはいえない一生を送るのであって、それが人生の最後にベッドに縛りつけられて、胃にチューブを挿し込まれて、自分の意思では動けなくなってしまうようでは残念としかいいようがありません。

私はこの年になるまで自分なりに考えて、若いうちからどういう生活をすべきかを、自分の身体だけで実行してきました。

それを一言でいうなら「できるだけ医薬の手を借りないで生きてみる」という実験です。

もちろんこの年までには、小さな入院を数回経験しています。

その度に適切な治療を受けたおかげで、いまの私があるわけですが、日常生活ではなるべく自分の力で生きてみようと思ったのです。

私は母から「自分の身体を痛めつけなさい」と、よくいわれてきました。昔の人はそういう生き方で、子どもは身体を頑丈にするのが当たり前と思っていたのでしょう。

朝は暗いうちに起きて乾布摩擦をさせられましたし、夜は末っ子なのに兄や姉の寝る時間まで勉強させられてきました。

これは小学生には堪《こた》えましたが、いま思うと、このとき毎晩辞書を引かされた経験が、のちに文学、語学の道を選ばせたのですから、何がプラスになるかわかりません。

この生き方を誰にもやらせたいとは、これっぽっちも思いませんが、ただ自分の身体と精神はどのくらい耐えられるかを知っておくことは大切だと思います。

ちょっと痛いから薬を飲む、ちょっと熱が出たからすぐ病院に行く、という生活をつづけていては、精神も身体も耐性が衰えてしまうでしょう。

私は、元気で長生きしている人々は意外に耐性が強いのではないかと思っています。作家は画家に比べて長生きでは劣るかもしれませんが、少なくともボケはしないものです。

つい先頃も、日本推理作家協会の第9代理事長の阿刀田高から始まって、第10代北方謙三、第11代逢坂剛、第12代大沢在昌、第13代東野圭吾、第14代今野敏の6人のベストセラー作家が一堂に集まって、それぞれ楽しそうに話していました。

これらの作家は、毎月の締切に間に合わせるように多くの作品を生み出しています。けっして泣き言はいいません。間に合わないと断る作家など、誰一人いないのです。それでいて全員長生きしているのですから、我慢する、やり遂げるという実行力がいかに大切かわかろうというものです。

ぜひとも、お一人おひとりに長生きしていただきたい。それも健康寿命を伸ばしていただきたい。その思いから、筆を執ることにします。

櫻井秀勲

第1章

「早寝・早起きのほうがいい」は本当か？

第2章

87歳現役、伝説の編集者の習慣

第3章

死ぬまで、頭脳を殺さない方法

第4章

「医者に頼らない」という生き方

第5章

若さを保つための「異性」のことについて

最終章

人生は何歳になっても楽しめる

寝たら死ぬ！　頭が死ぬ！

――87歳現役。人生を豊かにする短眠のススメ

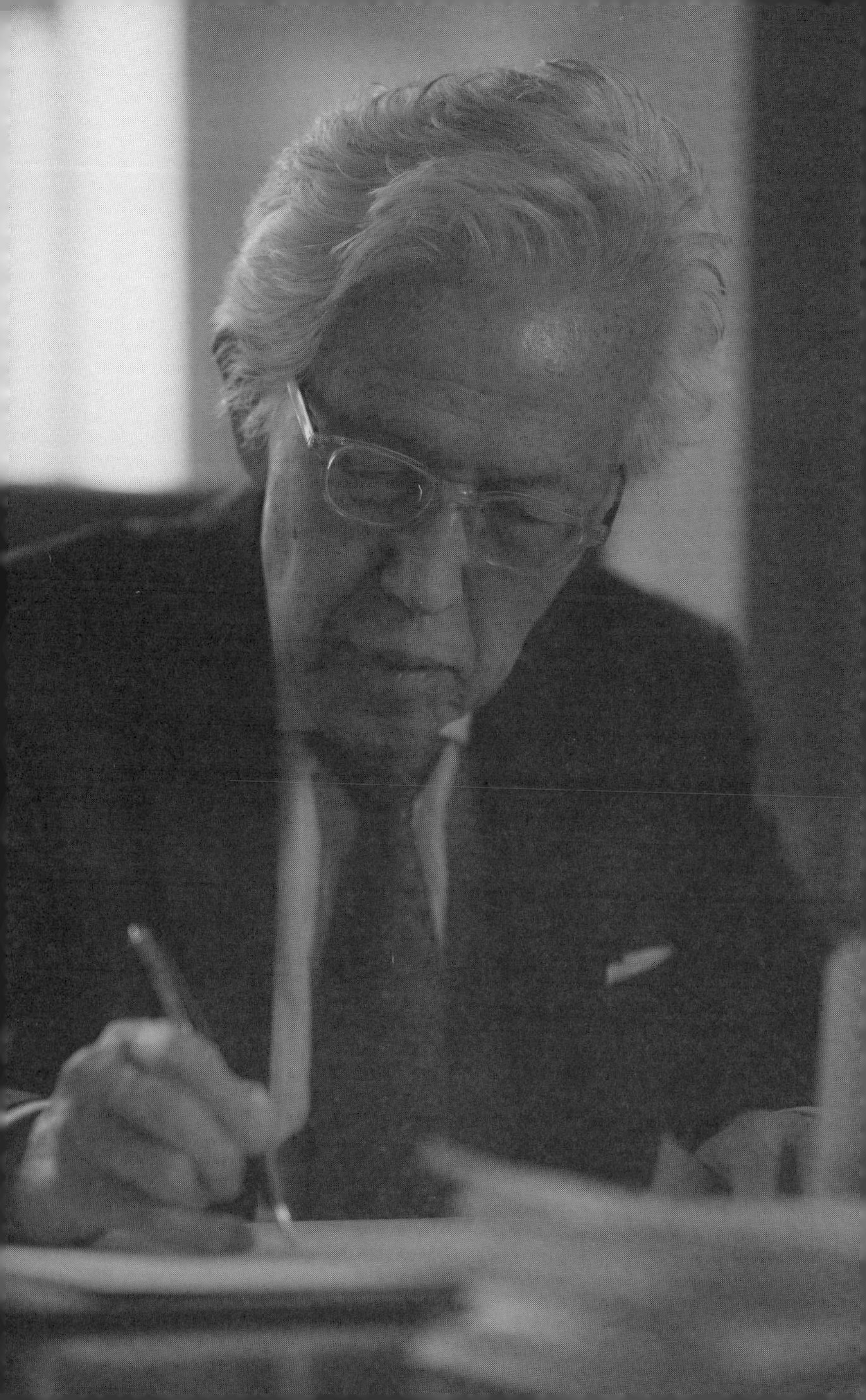

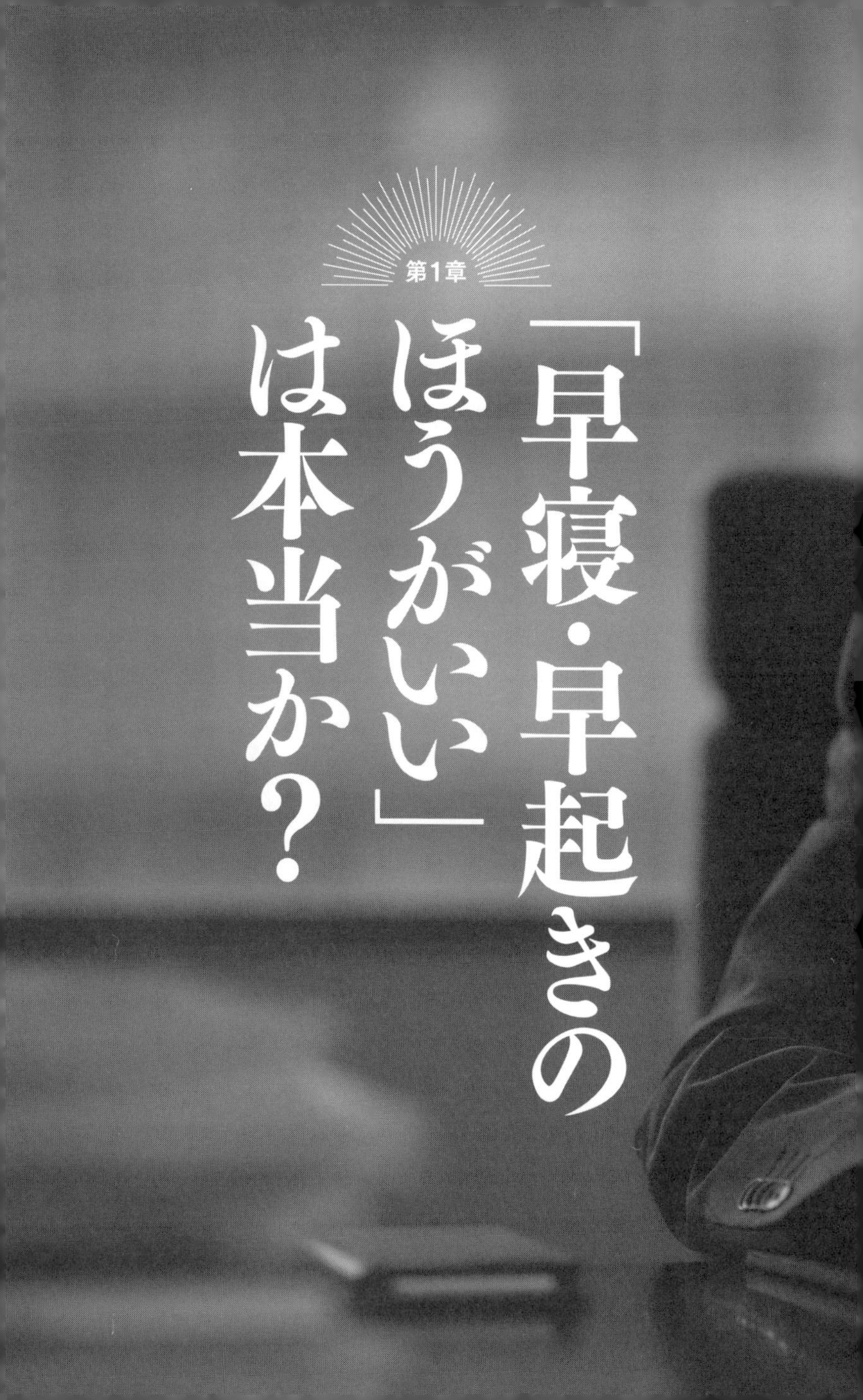

第1章

「早寝・早起きのほうがいい」は本当か？

「夜になったら寝る」ではなく「疲れたら寝る」を常識にする

「ああ、もう9時か。明日も早いから寝るとするか」

小説や映画を観ていると、こんなせりふに出会うことがあります。

これは時間によって、むりやり自分を寝かせる古い習慣です。

「暗くなったから、おうちに帰ろう」

「お風呂に入って、早く寝なさい」

もしかするとあなたは、子どもにこんな押しつけをしていませんか？

小さい頃から親にこういわれて育っていくと、どちらかというと長時間睡眠型になり、夜は仕事をしないもの、と体質的に決められてしまいます。

これからの社会は人間だけが働く時代ではありません。すでにＡＩ、つまりロボットが人間社会で活躍しています。ちなみに私はすでに「グーグルホーム」を使って、ニュースを見たり調べものをしてもらっています。

人工知能と人間の差は、その知的能力だけではありません。

彼らとの大きな差は睡眠にあるのです。

彼らには睡眠は必要ありません。仮に同じ給与で働くとしたら、8時間睡眠をとらなければならない人間を雇う経営者はいないでしょう。

「お前は何をバカなことをいっているんだ！　人間とＡＩでは根本的に違う」

という人もいるかもしれません。

しかし私は28歳のとき、まったく同じ働き方をしていたため、わかるのです。

昭和33年（１９５８）のことでした。当時私の働いていた光文社は、女性週刊誌の発行に踏み切りました。すでに「週刊女性」と「週刊新潮」は、それぞれ1年前と2年前にスタートして、出版界はいよいよ週刊誌時代に突入したのです。

約半年遅れで「週刊文春」も創刊されましたが、この年まで月に1冊の雑誌を出していた私たち月刊誌編集者は、突然、月に4冊出さなければならなくなったのです。

ふつうに考えれば、人員を4倍にすればいいじゃないか、と思うかもしれません。しかし編集長は1人です。副編集長は長期展望も含めて、毎号を編集しなければなりません。これらの人員はいまのAIのようになって、睡眠を削るしかありません。それは人間が人間らしさを失う大冒険でした。

このとき〝睡眠が異常に少なくてもすむ男〟として、私が抜擢されました。31歳で第3代編集長になったのですが、会社は私の才能（いくらかはあったのでしょうが）より、徹夜が平気な男として出世させたのです。

まさに、いまでいうAIのような存在です。

私は「夜になったら寝る」のではなく「疲れたら寝る」をモットーにしていました。だから夜の何時になったらベッドに入る、という習慣がありません。

週刊誌編集長としては最適です。

医師の中には「危険だ」という人もいましたが、若い医師の中には「それが正しい睡眠のとり方だ！」と絶賛する人もいたのです。

そして、いま私は87歳で元気です。

深夜型に自分を訓練しておかないと、生活に困ることになる

そもそも8時間睡眠というものは、どうやってでき上がったものでしょうか？

おそらく人類の最初の頃は、1日を昼夜に分けていて、夜の闇が訪れたら周りが見えず起きていられないので、横になって眠りについたと想像されます。

いまの私たちは朝を1日の始まりにしていますが、古代ヨーロッパに住んでいたケルト民族は、夜を1日の始まりと考えていました。

これが現代、10月31日のハロウィンの祭りに引き継がれていますが、地球上の人類の中には多くの現代人のように、朝を崇拝・尊重する人々だけではなかったのです。

その後、昼夜別の分け方から、24時間3等分型に変わり、睡眠8時間、労働8時間、その他娯楽時間も含めて8時間、という形に変わってきたと考えられています。

ところが現代になると、夜の時間を睡眠だけにあてることがむずかしくなりました。**グローバル化し、世界的規模で情報を交換しなければならなくなってきたからです。**

一例として首相の1日の動静を見ても、世界各国の政治家と連絡を密にしなければならないため、「夜の10時から朝の6時までは睡眠」というわけにはいきません。

世界的企業の経営者も「暗くなったから寝る」というわけにはいかないでしょう。

いや、そんな特別な人たちでなくても、タクシー運転手、深夜バス関連の人々、終夜営業のコンビニ、飲食店で働く人々など、昼と夜を逆転させた仕事はふえる一方です。

これらの人々の睡眠時間は、おそらく一般人より相当少ないと考えられます。

ではそれらの人々は早死にするのでしょうか？

あるいは必ずボケていくのでしょうか？

十分な睡眠時間をとれなかった人たちが、認知症になるのでしょうか？

そんなことはないでしょう。なぜならこれらの人々は、起きて働いている時間帯に、それこそフルに頭を働かせているからです。

いまタクシーの運転手さんの年齢は、次第に上がっているといわれます。若い人たちが少なくなってきたからです。おそらく70代でハンドルを握っている運転手さんは、相当ふえているはずです。

私はどんな職業や仕事でも、できるだけスキルを長く使うことが健康にいい、と考えています。とはいえ現在、定年のない人は少数でしょう。定年以後は仕事がなくなるから、早寝するしかなくなります。

そうだとしたら、人の嫌がる時間帯に働くしかありません。夜に働くのが嫌な人が多いとしたら、その時間帯に将来働けるよう若いときから自分を訓練することです。

私自身は、いまでも深夜に働く仕事であれば「適職だ」と考えています。

あなたもいまのうちから、睡眠スタイルを変えたらどうでしょうか？　定年後の仕事に困らないと思います。

これからはみんなと同じ時間帯で仕事や生活をしていたのでは、安定した老後は送れません。なぜなら寿命だけは健康に関係なく延びているからです。

いかにして自分は生き残れるかを考えないと、生活に困ることになるのです。

高齢者には7時間睡眠でも多すぎる

日本人は家を中心に生活する民族だといわれてきました。

なかでも「定年になったら、家でゆっくり過ごしたい」という生活を夢見てきた人たちは、とても多いようです。これは農耕民族の名残りかもしれません。

これに対して欧米人は、仕事をしないですむようになったら、列車や船で旅行に出かけたいと考える人が多いとか。

これは日本のように、狭い国土の中に1億人以上が生活しているのと違い、隣家との距離が遠い民族ほど、人々とのつき合いを大切にするからではないでしょうか。

別に年をとらなくても、週に1回くらいは近所の人たちでパーティをし、夜遅くまでおしゃべりをするのは、ごくふつうのことです。つまり彼らは、人々と談笑し、楽しくつき合うことに夜の時間を割きたいのであって、寝るのは二の次といっていいでしょう。

その点、私たち日本人は、時間があれば家でゆっくり寛《くつろ》ぎ、一定の時間がくれば寝るのを楽しみにしています。

しかしこれが、私たちを寝すぎにしてボケさせているのではないでしょうか？

睡眠は疲労回復が主たる目的です。


60歳を過ぎて定年になった夫婦が、7時間も8時間も睡眠をとらなければならないほど、毎日疲れ果てているでしょうか？


それほど体力を消費しているかどうか、私は常々疑問に思っています。

もちろん漁業や農業、あるいは土木工事関係者のように、定年なしで働いている人々は別です。私のいうのは、そういう特別な方々を除く、ごくふつうの方々です。

私は現在87歳で、会社に毎日出勤しています。万歩計のスマホアプリで調べると、平均して1日6000歩、歩いていることになります。

これが定年になった人たちにとって、多いのか少ないのか私にはわかりません。ですが、このくらい歩いても、疲れるということはありません。

そして現実に私が眠りにつく時間は、午前3時頃なのです。

さらにちょっぴりつけ加えるならば、小さい会社ですが、社長をつとめていれば、さまざまに頭を悩ませます。

むしろ頭を悩ませるほうが精神的には疲労するはずです。

しかしその疲労も含めて、5～6時間ぐっすり眠れば回復してしまうのです。

これは特異体質な訳ではなく、短時間睡眠を長いことつづけてきた習慣からではないかと思います。ぜひとも試してみてほしいのです。

では、どうすれば短時間睡眠型になるのでしょうか?

私は冗談めかして「死んだらイヤというほど寝られるのだから、生きている間は、生活そのものを短時間睡眠に合うように変えるべきだ」と話しています。

その具体的方法は次で記します。

どこでも90分間寝られる体質に慣らそう

私が短時間睡眠に目覚めたのは、30歳で初めてアメリカに行ったときです。それまでの私は、母親から、毎晩寝るふとんを「きれいに敷くのですよ」と教えられてきました。

ところがロサンゼルスで案内されたお宅では、ご主人がベッドに靴をはいたまま、ごろっと寝ころがるではありませんか！　それも掛けぶとんの上に寝てみせたのです。

これはまさにカルチャーショックでした。しかしよく考えてみると、玄関からその寝室に来るまで、靴の底に泥がついているわけではありません。もともと泥などつかない道路しか歩いていないのですから、彼らは靴をはいたままの生活ができるのでしょう。

そしてこの米国人は、

「こうやって、好きなときに寝ればいいのさ」

と笑ったのです。彼は独身だったので気ラクにそういったのかもしれませんが、その後、アメリカ映画を観ると、同じようなシーンがあちこちに出てきます。

これが私の睡眠法に大きな影響を与えました。

「そうか！　夜になったら寝るのではなく、疲れたときに寝ればいいのか」

このあと日本に帰ってから調べたところによると、短時間睡眠法というものがあり、レム睡眠とノンレム睡眠が交互にやってくることで、最短でその1セットの90分間寝ればいい、という説を知ったのです。

近頃は90分単位の睡眠は間違いだ、という説が出てきているようですが、**私は医学の新説はあまり信じません。そんな説より自分で試みることが大事だからです。**

ちなみに私の若い頃は医学の新説流行りで、夏は塩分をとらないと倒れるというので、ゴルフ場の茶店には、飴玉のような塩の固まりが置いてありました。またコーヒーは1日2杯以上飲んだら胃腸を悪くするなど、毎年のように新説に振り回されたものです。

それからというもの、私はどこでも寝られる習慣を身につけたのです。

30代には週刊誌の編集をしていたことで、編集室の椅子を3つくっつけて、その上で仮眠するのが習慣になったほどです。

タクシーに乗れば、いまのようにナビがあるわけではないので、行き先をくわしく説明しておいて、すぐ眠りに入ってしまうのが習慣でした。

こうしていくと、家に帰ってふとんに入っても、4～5時間も眠れば睡眠不足にはならない、という自信を得たのです。

つい先頃105歳で亡くなった聖路加国際病院の日野原重明先生は生前、これから講演に入るという直前まで、観客側の椅子に座って眠っているところを垣間見たことがありますが、「日野原先生も私と同じだ！」と思った記憶が残っています。

疲れたらどこでも寝る。寝られる時間があったら瞬間睡眠でもとる。何もベッドの中だけが寝る場所ではない——こういった睡眠法をつづけたことにより、私の毎日の時間の使い方は、革命的に変わったのです。

さらに眼を開けていなくてもいいときは、眼をつぶるくせもつけました。

こうすることで、考えを集中することもできるので、一石二鳥です。

ともかく「睡眠はベッド以外でも十分できる」という自信を植えつけたのです。

睡眠負債の理由が間違っていないか？

「睡眠負債」という言葉が流行っています。

これだけ読むと「大変だ。私もすごい負債を抱えている！」と思ってしまいます。

私なんか、もうどうにもならないくらい負債時間が多く、睡眠負債を放送したＴＶ番組からいえば、とっくの昔に死んでしまっているはずです。

しかし私は現実に負債を抱えながらも、ピンピンしています。

おそらく世界中の政治家や指導者も、負債を抱えていない人はいないでしょう。

ぐっすり眠れるほど、政治の世界は甘くありません。

いや、政治の世界だけでなく、経済の世界も軍事の世界も、24時間体制になっているので、これまでのように24時間を3分割して正しく生活するというわけにはいきません。

ではなぜ彼らは、睡眠不足で死なないのでしょうか？

目的があるからです。オーバーにいえば「自分がいなかったら、世界が平和に治まらない」と信念をもって働いているからです。

医学の場合は、どうしてもこういった個人的な考えは無視しなければなりません。あくまで平均的なエビデンスを最優先するので、目標だの信念などは無視せざるをえません。

さらにいまの医学はタテ割りなので、人が死ぬ理由は数え切れないほどあるのです。

そんな生活をしていたら、がんになる！

そんな生活をしていたら、心筋梗塞になる！

そんな生活をしていたら、脳血栓になる！

その点、ときにビジョン・信念は医学的根拠を凌《しの》ぐことがあります。

よくマスコミに出る例として「この子を残して自分が先に逝《い》くわけにはいかない」という母親が、6ヵ月の余命宣言をはるかに超し2年間生きつづけた、という話があります。

私も「その口かな？」と、ふと思うときがあります。戦時中を生き抜いた世代は、それくらい精神力が強いのかもしれません。

それはともかく、どうしても長生きしなければならないビジョンをもっていれば、どんな大きな負債、たとえばがん負債、心臓負債、糖尿病負債などを負っていても、少しはそれを返せるのではないでしょうか？

たとえば時間を金銭に置き換えてみると、同じ１０００万円の負債でも、パチンコや競馬で負けた場合と、起業して負った負債とでは、まったく違います。

賭け事の負債は、賭け事でしか返せないものです。ところが起業で背負った借金は、働くことで返せます。それどころかさらに借りることも可能かもしれません。

これと同じで睡眠負債も、どうしてそれだけ多くの負債を背負ってしまったかが重要です。酒、セックス、マージャン、賭け事などで毎晩遊んでいたなら、睡眠負債があろうがなかろうが、いずれは早死にするのです。

私は個人的生産に携わる人ほど長生きすると思っています。たとえば赤ちゃんを生む女性は、長命な人が多いように思います。

また個人で製作に励む人ほど、長生きのような気がします。私は死ぬ日の前日まで、物書きでいようと思いますが、そうなると死ぬ日はまだまだ遠い先のような気がします。

不眠症を怖がらない

「睡眠が大切」という考え方の中には、不眠症気味の人へのアドバイスも含まれているような気がします。

不眠症で毎日2〜3時間しか寝ていない、という人は意外に多いとか。

私の周りにはそういう人がほとんどいないので、正確な答えになりませんが、ではなぜ私の近くに「眠れない」という人がいないのでしょうか？

私に「寝たら死ぬ」「頭が死ぬ」と、ふだんからいわれているからだと思います。

病院に行けば「6時間半ではダメですよ。たっぷり8時間は寝ましょう。眠れなければ睡眠導入剤を渡します」といわれるので、眠らなければ早死にすると思ってしまっているのです。

ところが私のところに来た人は、反対に「長時間寝たら、かえって身体がなまり、精気がなくなって、最後には寝たきりになってボケますよ」といわれるので、眠れないでも安心するのでしょう。

もちろん私は医師ではないので、冗談めかして話すのですが、意外にもこれが効くようです。なぜなら私の若々しさに、みなさん驚くからです。

医師によると不眠で死ぬことはないといいます。それは当然で、まったく寝ていないといっても、どの時点かで熟睡するわけで、むしろ不眠症になることが怖いだけの話だと思うのです。

では不眠症になるのを防ぐことはできるのでしょうか？

実は私も週刊誌の編集長時代、不眠症にかかった時期があります。

このときの理由は、雑誌の売れ行きが思うようにいかなかったためです。

しかし、このとき私の主治医は面白い方法で、あっさり治してくれました。

それはまず、寝る前にお腹をいっぱいにしなさい。つづいて温泉に行ったつもりで、お風呂に2回でも3回でも入りなさい。3つ目は歌をうたいなさい。それもできるだけ高音の曲を選びなさい、といったのです。さらに4つ目は寝る直前に酒は飲むな、飲むなら温かいお湯にしなさいと教えられたのです。

するとあら不思議。2～3日たったら、毎晩ぐっすり眠れるようになったのです。

これは素人が考えてもみごとな方法で、昔から満腹になれば眠くなるといわれてきました。それに1回だけでなく2回、3回と風呂に入ったら、身体は温まるし、ぐったりしてきます。

さらに高音で歌うと、それだけで相当体力を消耗します。それにアルコールで無理に寝かせないところが心憎いほどです。

いまだったら、寝る前に腹いっぱい食べたら太っちゃう、などといわれそうですが、なにもそれを一生継続するわけではありません。現に私は午前1～2時に4回目の温かい軽食を食べますが、このほうがぐっすり眠れるものです。

この原稿を書いているいまの時刻は午前2時過ぎですが、午前1時に軽食を食べているので、筆がどんどん進んでいるのです。

これで数時間後に疲れてベッドに入ったら、ぐっすり眠ってしまうでしょう。

寝具の選び方が熟睡を呼ぶ

「もっと寝ていたい」と思う人は、もしかすると毎日の寝る環境が満足できていない、とも考えられます。

年々、旅行や出張に行く人がふえているように思いますが、その街の風景や食べものに関心を抱くより、まずぐっすり眠れたかを思い起こしてみませんか？

私の経験では、ホテルの大きすぎるベッド、ふかふかしすぎるベッド、寝るのに高すぎるベッド、部屋の真ん中に置かれているベッドなどは、どうもよく眠れません。

またダブルベッドよりシングルのほうが、いまでもよく眠れます。

これは人それぞれの癖や習慣です。それこそ8時間も9時間も寝て、まだ睡眠不足を訴える人は、寝具に問題があるのではないでしょうか。

寝具専門家によると、毎晩寝ている寝具が気に入っているかどうかで、睡眠時間は大きく変わるそうです。人によっては、子どもの頃の寝具に近いものほど熟睡できることもあるそうで、高級だからいいとはかぎらないようです。

私はあるとき、怪物といわれた有名政商の家に招かれたことがあります。この政商は家の中を私に見せて歩いたのですが、最後に寝室も見せてくれました。

それは思いがけないほど小さい部屋で、隠し戸もあり、そこから別の部屋に行ける、まるでスパイの寝室のようでした。

彼は「狭い部屋ほどよく眠れる」といっていましたが、「私もそうだ」と答えると、非常に満足そうでした。

人によっては部屋の真ん中に寝具を置いていますが、それだとよく眠れない人も少なくありません。故宮博物館で見たような気がするのですが、広い寝室の隅にベッドを置いていた皇帝もいたようです。

両側から敵に襲われる危険性のある真ん中のベッドより、片側だけの危険性のほうが、熟睡できたからという説明でしたが、こんな性格の男たちはいまでも多いそうです。もちろん私もそうですが。

これは東洋人と西欧人の性格の違いだ、という説もあります。

特に日本人はカフェやレストランでも、隅の席に座りたがります。電車の中でも、みんな隅から座っていきます。

昼間からそういった隅や端っこに座る人は、夜もそういう形で寝るほうが、ぐっすり眠れるでしょう。

私は女性誌の編集長を長年やってきたので、生活実用記事に精通しています。その点については、医師や専門家以上にくわしいのです。

素人の方ほど睡眠時間を問題にしがちですが、それより睡眠の質、熟睡できるかどうかが大切です。肌がけを選ぶときも、肌に密着するブランケットなのか、和風掛けぶとんなのか、羽毛なのか、ガーゼなのか、よく考えたほうがいいでしょう。

私は健康で長生きするために、むやみに長時間寝るのは間違いだと思います。むしろその時間を少し削って働けば、熟睡のための寝具くらい買えるのではないでしょうか？

そのほうが寝たきり老人にならないと思います。

「楽しかったら一睡もしない」も正解

子どもの頃は、非日常の生活や遊びがうれしかった思い出があります。初めて学年全体で旅行した夜など、楽しくて一睡もできなかった人もいるのではありませんか。

私も、初めてマージャンを徹夜で打ったときは、これで大人になったとうれしかったものです。

社会人になってからは、有名な作家の先生方のお宅に伺うのが日課になったため、先生によっては徹夜で書く人も多く、いつの間にか朝まで一緒に起きているのが習慣になってしまいました。

その後、週刊誌の編集長を長年つとめていたので、徹夜は日常のようになってしまいましたが、眠らないことを恐れないことが大事だと思いました。

多くの人は「昨日遅かったから、今夜は早く寝なくっちゃ」といいますが、昨日遅かろうが、1週間ずっと遅かろうが、「疲れたので死んだように眠りたい、泥のように眠るぞ」と思うのならば、何時間でもぐっすり眠ればいいのです。

しかし一晩完徹してもまだエネルギーがあり余っているというなら、つづけて夜を徹して仕事をしても遊んでも、一向に構わないと思います。

子どもの才能を伸ばしたかったら、早いうちから睡眠はある程度、自由にさせてやりたいものです。

作家や画家がなぜ徹夜つづきになるかというと、作品の完成が楽しみになるからです。私も興に乗ると、早く1冊完成したくなるので、どんどん書きつづけることになります。

子どもも同じで、目がまだ眠そうでないなら、無理に寝かせる必要はないのです。

ましていまはスマホを子どもに与えているだけに、部屋にこもって深夜まで、いろいろな知識を吸い取り紙のように吸収しているのではないでしょうか？

これで睡眠時間が少なくなるかもしれませんが、子どもはどうしても眠くなったら寝るので、あまり睡眠時間を心配しなくてもいいと思うのです。

子どもの話は別として、一般的な成人ならば起きているかベッドに入るかを、自分で決めることができるだけに、少しの間でもこれまでの24時間設定を、しばらく変えてみてはどうでしょうか？

欧米にはホームパーティというよき風習がありますが、日本にはありません。このホームパーティこそ、私は認知症を防ぐ特効薬だと思っています。

彼らに日本人ほど認知症が多くないのは、パーティを楽しむ、会話を楽しむ、夜になったからといってすぐ寝ない、社会的な話題を知る、笑う、ときに大声を出す、座らず立っている、ときにダンスもする――こういうことを習慣にしているからではないでしょうか？

その間、子どもたちも一部屋に集まって、大人たちのパーティが終わるのを待っている習慣の土地もあります。

つまりは、私たちの生活をこのタイプに近づける習慣づくりこそ、大事なことだと思うのです。

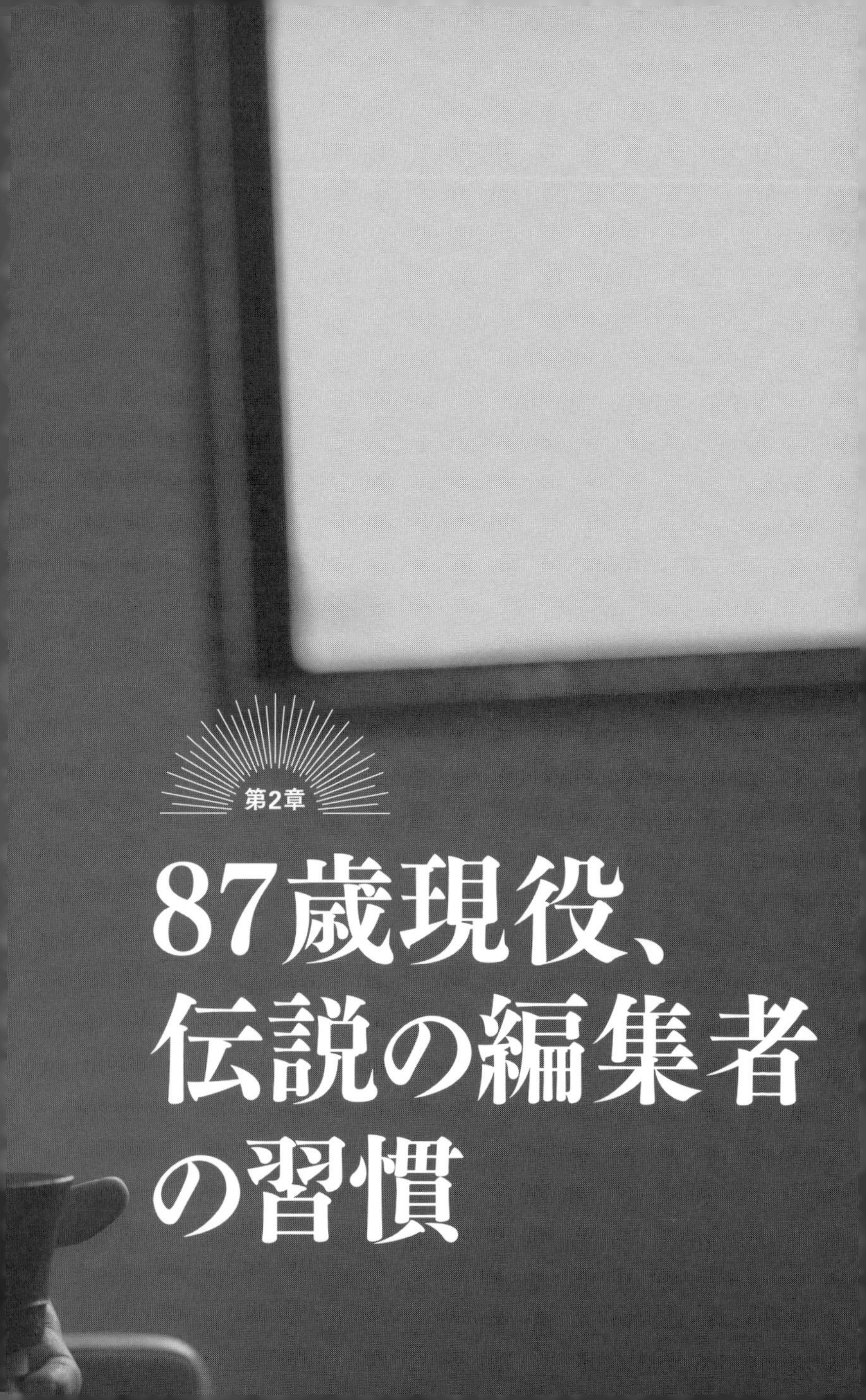

第2章

87歳現役、伝説の編集者の習慣

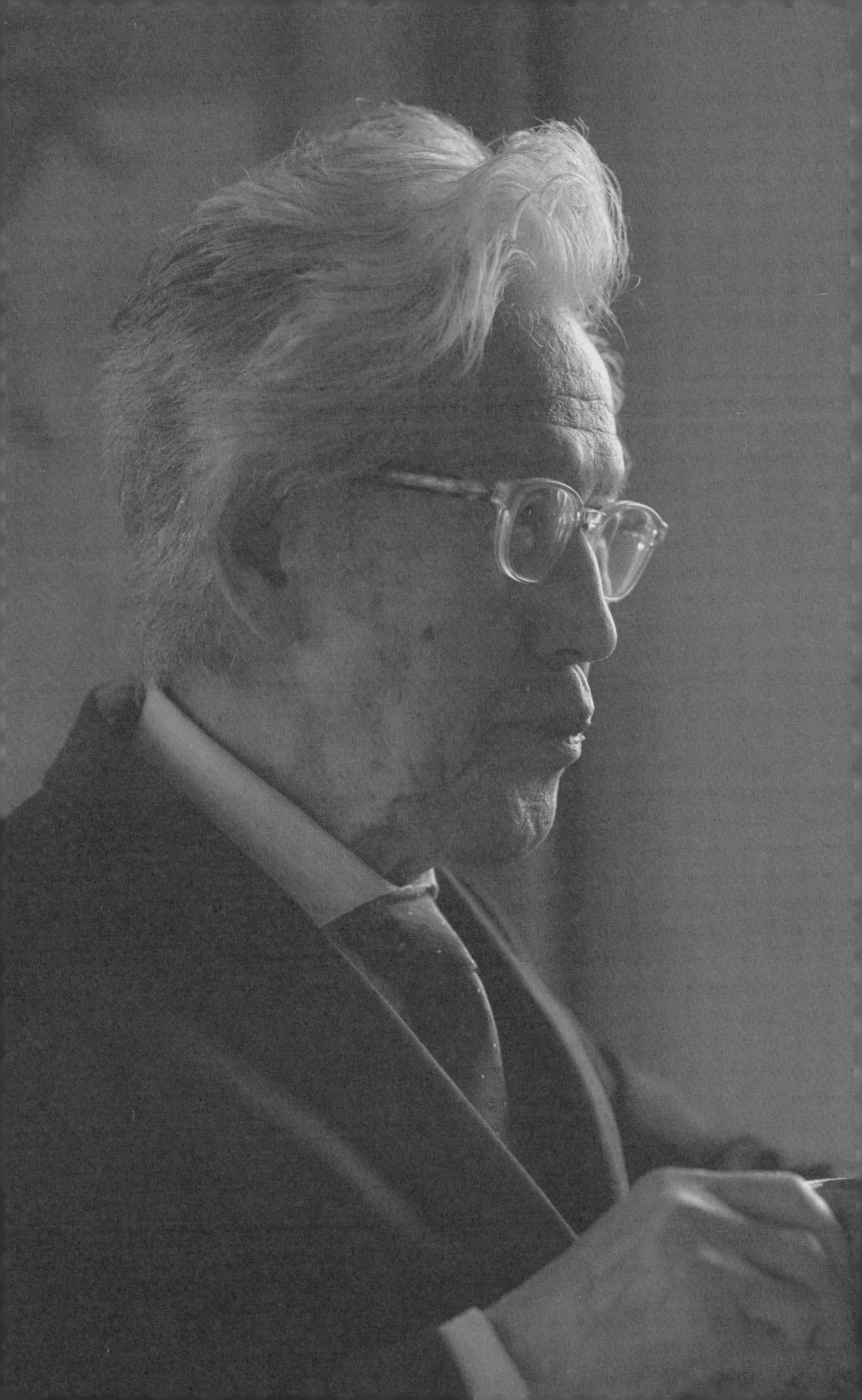

緊急入院を断られて自信がついた

84歳の初秋になろうかというある日、私はひとりで自宅の3階の書斎で仕事をしていました。家族は数日間出かけていて留守でした。

夕方になり階下に夕刊を取りにいこうかと思い、2階への階段を下りたのですが、最後の2段を踏み外しそのまま転落し、腰を打ったようで、まったく動けなくなったのです。手にもっていた携帯はどこに飛んでいったのか、最初はまったくわかりませんでした。目を皿のようにして捜したところ、すぐそばに落ちていました。

しかし、そばに落ちているその携帯まで手が伸びなかったのです。打ちどころが悪かったのか、ちょっとでも動こうとすると、強い痛みが腰骨辺りを襲ってどうしても届きません。

やっとのことで取れたのは、2時間くらいあとのことでした。

こうして家族にも連絡がとれ、近所の整形外科に行くことができたので、少しは痛みが治まりました。このぶんなら2～3日中には歩けるかなと思い、翌日また整形外科の病院に行くと、今度は正真正銘動けなくなってしまったのでした。

その日、腰骨周辺の筋膜が痛んでいるにもかかわらず、そこを牽引《けんいん》されてしまったからです。その晩、急きょ知人の医師のいる某大学病院に救急車で運ばれたのですが、ピクリとも動けません。

そんな中で、ほかの病気があるかどうかを含め、徹底的に検査されたのです。

私は基本的に健康診断を受けないと決めています。

以前、私の上司が大病院で人間ドックに入り、検査を受けたことで、退院後具合が悪くなり、そのまま亡くなってしまった事件があったからです。

この病院では3人つづけてドック入りした有名人が亡くなったことで、問題になりかけたほどです。

その後、私の周りのマスコミ人たちは、健康診断の無意味さを雑誌に書いています。私自身も日常的に検査していると、むしろ数値ばかりを気にして、体調が思わしくなくなります。

いまでは医師のほうから、検診のマイナス面を教えてくれるほどです。

それはともかく私の場合は、ほかにはまったく悪いところがないので、痛みさえなくなれば、これまでより自信をもって活動できる、というお話でした。

この病院は救急車で運ばれた際には、生命に関わる病気でないと入院できないので「櫻井さん、ほかの病院に移ってください」と懇意の医師にいわれ、その晩のうちに別の病院に移りました。

そしてそこでも同じように入念に全身検査を受けたのですが、84歳にしては完璧だとほめられて、2週間ほどゆっくり入院して、痛みの治療を受けたのです。

私の場合は救急車で運ばれ、一晩のうちに2度も全身検査を受けたことで、むしろ健康面で自信を深めた感じがあります。

もちろん検診は大事ですが、それより前に、日常生活の中で自分の体調や健康を大切にすることが必要なのだと思います。

午前2時以降の空気を吸おう

住むところによって違いはあるでしょうが、ごみや不用品を外の回収場所に出すのも男の仕事です。私のところは週に3回は外に出さなければなりません。深夜から朝方にかけて出すのですが、網が張られる定位置まで、ときには重い袋を運ばなければなりません。私はよろこんでこの役目を果たしています。それは深夜の澄んだ空気を胸一杯吸えるからです。

「午前2時から午前4時の間の外気は、神の降りる気を感じさせる」という言い伝えがあります。この空気を吸うと、実にすがすがしい感じになるのです。

さすがにこの時間になると住宅街は車も通らず、静謐《せいひつ》の気に満ちます。この空気で深呼吸を数回繰り返すと、新しい気が体内に満ちて、神経が和らぎ、心が静まり返るのです。

私はこれを何十年間つづけていますが、これも私の健康と関係があると、自信を深めています。

仏教の寺では、午前4時の新しい水を汲んで、ご本尊に供える習慣があると聞きますが、もっとも清浄な水をご本尊に飲んでいただくということでしょう。

一部ではこの水を華水《けすい》といいます。私はできるだけ毎晩、水道水でこの華水を口に含んで少量飲みますが、自分で信じた健康法を継続することも大事だと思うのです。

さすがに最近は、午前2時をもう少し早めるようにしていますが、それでも深呼吸の習慣は変わりません。

私は55歳から83歳まで、毎日午前5時にベッドに入る習慣をつづけていました。

そのくらい書きつづけていないと、原稿の締切が間に合わなかったからです。

起きるのは午前10時。睡眠時間は5時間です。実際は、これが長くつづくと昼間眠くなるので、少し仮眠します。それでも6時間にはなりません。

当時、私がフェイスブックに投稿した原稿を読み返すと「午前5時。おはようございます。おやすみなさい」と、毎日のように投稿しています。

読む人にとっては「おはよう」ですが、私自身は「おやすみ」なのです。

私のファンの人たちは、このフェイスブックを面白がっていました。

習慣になると、身体と頭が自然とこの睡眠時間に合っていくものです。

もっとも、深夜12時からぶっつづけで午前5時まで書きつづけていたら、多分ムリだったでしょう。


ところが午前2時頃に4食目の軽食をとり、一旦、外の空気を吸うと、ラクラク午前5時まで仕事をつづけることができるのです。


特に真夏と真冬には、この習慣が効果を発揮します。真昼の暑さもなくなり、空気が静まる真夏と、刺すような冷気がみなぎる真冬は、どちらも身体を緊張させるからです。

恐らくこれを読んでいる方々は、こんな習慣をもっていないはずです。というより、こんな時間まで起きている高齢者は、ほとんどいないのではないでしょうか。

でも興味があれば、体験することも悪くないでしょう。

私自身、健康の秘訣にしている習慣ですから。

昼寝は横にならず、短時間ですませる

貝原益軒の『養生訓』を信頼している人は、相当多いのではないかと思います。たしかに江戸時代の平均寿命が35歳のとき、83歳と2倍以上の年齢まで生きていたのですから、当時の仙人のような感じだったでしょう。その「腹八分目、薄味」の教えは、いまでも健康の基本です。

この『養生訓』は食の部分だけが広くクローズアップされてきましたが、実際には「4つの欲」の戒《いまし》めとなっています。

(1) あれこれ食べてみたいという食欲
(2) 精気を減らす色欲
(3) むやみに眠りたがる睡眠欲

（4）いたずらにしゃべりたがる話欲

私はこの（3）の長時間睡眠を戒めた益軒の生活に注目したのです。

というのは、古今東西でなにがしか大きな仕事をした人、俗にいう有名人の生活の中で、全員が実行したのは、この4つの戒めの中の3番目「長時間睡眠をしなかった」、つまり短時間睡眠だったからです。

なぜそれがわかるかといえば、人の上に立つほどの人物であれば、そんなに長く寝ていられないからです。

かりに現在、会社の経営者であれば、毎日8時間も寝ていられるでしょうか？　そんなことをしていたら、会社が潰れてしまうでしょう。

いや、正確にわかっている高齢有名人の例を出してみましょう。シャガール97歳、ミケランジェロ88歳、日本では奥村土牛《とぎゅう》が101歳でした。特に土牛の画法は1枚の絵を完成させるまでに100回とも200回ともいわれる塗り重ねをしています。

これだけ丁寧で厖大《ぼうだい》な芸術作品を、毎日7時間も8時間もぐっすり寝て生み出せるものでしょうか？　ピカソは毎日3時間睡眠だったという話も伝わっています。それでいて彼は91歳の長寿を全うしています。

私は松本清張先生と40年間ほど交流があり、40代、50代の先生とは、会えばほとんど徹夜で話し込んできました。

私が先生の家を出るのは必ず午前6時です。先生は仕事優先で、睡眠はその合間にとるといっても過言ではありません。その代わり、ときどき仮眠をとっていましたが。

貝原益軒は長時間睡眠を戒め、うまく仮眠をとるように言っています。私の知っている作家たちも実に巧みに仮眠をとっていました。益軒は横にならないで微睡《びすい》をとるのがいいと教えていますが、まさにその通りです。

椅子の背に寄りかかったり、机にうつぶしたり、車の中で眠ったり、電車内でまどろんだり、その方法はいくらでもあります。これだと5分でも10分でもぐっすり眠れます。

いや、1分でも2分でも目をつぶるだけでもいいでしょう。

佐藤栄作元首相は、現役時代、私と15分間話しているうちの5分間ほど、目を閉じていたのを思い出します。この多忙な首相でさえも74歳まで生きています。若くして死んだように見えますが、1901年生まれの平均寿命44歳の時代からすると、相当な長命です。

若い人たちに生活を合わせる

私は常に、何によらず義務感のある生活はやめるべきだと考えます。

「やめましょう」と私は簡単にいいますが、多くの人は仕事の義務感に縛られており、夜遅くなっても会社から帰宅できないのではないでしょうか。

私は、それでもかまわないから睡眠を減らせといっているわけではありません。なぜならそういう人は「眠い、眠らなかったら身体を壊す」と知っているからです。

前にも書きましたが「眠くなってから寝る」のが基本で、ただ夜になったから、暗くなったからベッドに入る生活がつづくことが怖いのです。

特に高齢者は義務感で寝る人が多いので、その生活態度は、ぜひ改めてほしいのです。

タレントの萩本欽一さんは70代の後半になっていながら、駒澤大学の仏教学部に通っています。

私は実にすばらしい生き方だと感心しています。多くの人は、そんな高齢になって、夜遅くまで勉強する気はしません。大学に通うために、早起きする気もないでしょう。

ところが萩本さんはそれを若い学生と一緒にきちっとこなしているのです。

つまり若い人たちに生活を合わせています。

ここがポイントです。

私たちはどうしても毎日、同年齢の人たちの生活に合わせてしまいます。

これだと同年齢の人たちと同じ生き方となり、65歳を超えたら認知症、70歳を超えたら、もう健康寿命はどこかに飛んでいってしまう危険性があります。

私も萩本さんと似た生活をしています。

57歳のとき、大正大学の仏教学部に入り、しばらく勉強しました。

これは作家の五木寛之さんが52歳で、京都の龍谷大学に入り、仏教を学んだ例を見習ったからです。五木さんとはほぼ同期で、互いに大学でロシア語を勉強した間柄です。

私は五木さんの学生証がうらやましかったのです。これをもっていれば映画館でも学生割引になるので、周りの人たちを驚かせることができます。多分萩本さんも五木さんも、そういう茶目っ気があると思います。

五木さんと私はまだ互いに現役で作家活動をしていますが、それは50代で若い人たちと同じ空気を吸ったからだと思うのです。

また学生と仲よくするには、彼らの生活時間に合わせなければなりません。朝は早起きし、夜も遅くまで勉強しなければなりません。その間に仕事をしているので、正直いって寝るひまもないくらいでした。

この生活が2人とも好きだったのでしょう。そして現在、五木さんも私も超元気ですし、多分萩本さんも、これからもバリバリやるでしょう。

どうも多くの高齢者は、身体の中にそれだけのエネルギーをもっていながら、老人になってしまうような気がします。

『やる気があふれて、止まらない。』（小社刊）という早川勝さんの本がありますが、まさに私のことをいっているような気がします。ぜひあなたにも、そうなってほしいのです。

食後の片づけが長生きのコツ

1日30分、あるいは週150分のエクササイズをした場合、死亡のリスクが28％、心臓病のリスクは20％、それぞれ低減することがわかっています。

その30分は、なにもランニングやスポーツジムに行く必要はまったくなく、私にいわせれば家事をやればいいのです。

私は若い頃から食事のあと片づけをするのが好きでした。

それは年老いた母親を、少しでも手助けしたいという気持ちから、食べ終わった食器は自分で片づけるのが当然と思っていたからです。

それは87歳になったいまでも変わりません。仕事の都合で毎日やれるわけではありません。それでも朝晩の食後に30分間はキッチンで立っていることになり、手も動かすし、歩くことになります。それに膝をついて片づける鍋もあれば、背伸びして入れ替えるコップや大皿もあり、結構、力も使います。

これはほぼ毎日できることなので、私の経験では身体にいい影響を与えています。

私はまたラーメンをつくるのと、天ぷらを揚げるのだけは、自分の領域だと思っています。自分では「飲食家《おんじきや》・櫻井」の主人だと思っているくらいです。

男たちの多くは、食の趣味はもっていますが、どの店がうまいと批評するだけです。

これでは、食と健康がつながりません。味を批評するのが趣味なら、それを自分でつくることで、家族や友人に喜ばれないと、単に太るだけです。

ラーメンでも天ぷらでも、自分でつくるとなれば買い出しに行かなければなりませんし、時間もかけて料理しなければなりません。

私は女性の専門家です。若い頃から「女性自身」という週刊誌に携わったことで「女性を台所から解放する」というキャッチフレーズを常に掲げてきました。

これには裏があり「女性がなぜ男たちより長生きなのか？」を編集部で考えた結果、妻と夫では断然、妻のほうが足を使って立ったり、歩いたりしているからではないか、とい

う結論を出したのです。

そこで家に帰ってきたら、ただドテッと座ったり、転がったりしている夫たちを台所に立たせよう、そうなれば夫婦の死亡年齢差が縮まるのではないか、とも考えたのです。

私と同じく女性誌の専門家だった友人は「男子厨房に入る」をモットーに、男厨《だんちゅう》つまり「dancyu」という雑誌を出したくらいです。

それから数十年たったいま、1日30分、夫が家事をこなせば、死ぬのが遅れると、医学的に証明されてきたのです。

男が家事をこなすには、何でもいいから、出番がなくなってはムリです。

理屈っぽい男は、理由がなければやりません。

「お父さんの天ぷら、おいしいわ。またつくってほしいな」

と妻も子もいうから、腰を上げるのです。

別に料理でなくても、こなす家事は洗濯でも掃除でもかまいません。

ただし、つづけることが大事です。なかでも食事のあと片づけは、最適だと思います。

速歩で歩幅は60センチ以上

現在、私のスマホのヘルスケアアプリを見ると、1日の歩数は少ない日で3000歩台、多い日で1万歩弱、平均すると6000歩です。

これは86歳の1年分を調べたものですが、よくいわれる「健康には1万歩」に遠く及びません。「1日1万歩」という計算がどこから来たのかわかりませんが、私は自分の経験から、一般的な会社員には毎日1万歩は不可能だと思うのです。

特に女性ではムリでしょう。上半身にはよくても、下半身、ことに足首や膝に負担がかかりすぎます。なぜなら男性の靴より、女性のハイヒールは長距離を歩くようにできていないからです。ローヒールでも、男性の靴よりは歩きにくそうです。

不思議なことに、こういった身体や足を使う健康法となると、話し手はほとんどが男性医師です。それも高齢の医師はいません。

つまりこれらの医師は、女性の生活知識が非常に少ないのです。

私は専門が女性学なので、心理だけでなく身体学にも気を配りますが、男性の医師のいうところは、毎日スニーカー出勤を前提にしているようです。

しかしスニーカーは、まだどの会社でもOKというわけにはいきません。

男性の場合も、重い革靴となると長距離歩行はなかなかむずかしいでしょう。

私はこの年ですから重い本革の高級靴から、安くて軽い靴まで、いろいろ履いてきました。本気で毎日5000歩以上を歩くとなると、安くてもなるべく軽い靴を、短時日で替えるつもりで履かないと疲れきってしまいます。

男性でも中年以上になると、毎日平均1万歩を歩くには、スニーカーでないとムリです。

「いや、そんなことはない」という人もいるでしょう。

社会には毎日営業で1万歩どころか、2万歩、3万歩も歩く人は大勢います。

これらの人たちは若い頃から、長距離歩行に慣れているのでしょう。それでも50歳を過ぎると、なかなかむずかしくなってきます。

私の歩き方の基本は、歩数ではなく、速歩と1歩の歩幅を長くする方法です。

距離は捨てています。1駅前で降りて自宅まで歩く、といった時間のムダもしません。

まず私は道を歩いているとき、目標にする若い人を見つけます。

1歩の歩幅が70センチ以上で、颯爽と歩いている男性であれば最高です。

その人の後ろをついて行くだけで、相当な運動になります。

私のスマホのヘルスケアを見ると、1歩の歩幅が60〜72センチ平均になっています。

166センチの身長（若い頃から3センチ縮んでいる）としては、りっぱなもので、よく歩いている人ならわかるでしょうが、1歩を70センチ以上で歩くとなると、この身長では相当な速足でないとムリです。

つまり、ゆっくり長い距離を歩くより、距離を短くしてもスピーディに歩幅を長くして歩くほうが、身体のためにはいいし、ムダな時間を費やさないですむのです。

健康のために歩くのではなく、短距離でも、歩くことで若さを維持するほうが、私にはいいようです。

自分に備わっている器官をすべて使う

健康な人と病身の人の決定的な違いは、人間に備わっている器官を、すべて使う気になっているか否かだと思います。

もちろん誰でも、すべての器官が使えるとはかぎりません。

病気や怪我などによって、使えなくなった器官があるのは当然です。

そこでその不具合な器官を除いた器官を、何とか使っていくのです。

両手が動くなら、その両手で運動してもいいでしょうし、少し重いものを運んでもいいでしょう。手を動かしたら、指も動かしたらどうでしょう。私はときどき「結んで開いて」を何十回かやりますが、それだけで両手両腕という器官に、自信をもてます。

声も使ったらどうでしょうか？　カラオケに行って歌うといい、と医師にすすめられたと前述しましたが、たしかに発声だけでなく呼吸にもよさそうです。

私は深夜に原稿を書いているので、ときどき部屋の中を歩き回り、足の運動を欠かしません。

このほか目も耳も使いますし、排尿排便も出る出ないにかかわらず、トイレに通います。トイレに行く度に排尿器官をぎゅっと握れば、性的な感覚を目覚めさせることになるからです。

男性でも女性でも、その感覚を失ったら、もう身体の一部が死んだも同然です。

人間の身体からは、生きているかぎり、汗、涙、唾液、小・大便、血液、精液、膣分泌液などが出ます。死ぬということは、これらの水分がストップすることだと私は理解しています。逆にいえば、何歳になろうとも、これらを出しつづけていることが大事だと考えています。

これに音として、声とオナラを出せば万全でしょう。

ちなみにイタリア人は「大声で発声すると肺と心臓によい、歌う人ほど長生きする」と考えているそうです。

実際に2008年にハーバード大学とイエール大学が共同調査したところによると「歌うことで寿命が延びる。しかもほかの誰かと一緒に歌う人ほど寿命が伸びる」という研究結果が出ています。

日本人の多くは、高齢になるに従い、家の中で静かに生活する習慣があるようです。「老後を静かに過ごしたい」という言葉があるくらいです。しかしこれからの男女ほど、静かにしていれば寝たきり老人になりますし、頭の中が死滅していきます。

いまドラッグストアに行くと、中高年向きにコンドームと潤滑ゼリー商品が売られています。これこそ健康商品なのです。私は健康雑誌で、これらを推奨しています。

かりに使わなくても、これらの商品が手許にあるだけで、性的感覚を取り戻せるし、いつか性的器官を使おう、という気になります。

いますぐ、自分が使っていない器官は何かを調べて、今日から活用すべきだと思います。

長く寝ると背中が丸くなる

姿勢がよければ長生きするのは当然です。

戦後、多くの政治家が出ましたが、中曽根康弘元首相ほど姿勢のいい政治家は見当たりません。それというのも旧海軍将校という経歴をもっているからでしょう。2018年5月で100歳ですが、それでも背筋がピンと張っています。それは美しいほどです。

これは私の勝手な想像ですが、彼は睡眠時間が少ないと思います。なぜなら総理大臣在任期間だけでも、小泉純一郎首相につぐ5年という長さだからです。

それだけ長期間、国のトップを務めていて、毎晩7時間も8時間も寝ていられるはずがないからです。

それにこれは私の体験ですが、高齢になると、ベッド上で姿勢をまっすぐにしていては、長時間寝られないからです。多分これは誰でも同じです。

平成天皇も80代になってからは、背中が少し丸くなってきました。私も残念ながらやや丸まっています。起きている時間は、自分で気をつければ背筋をピンと伸ばせます。安倍首相がその好例です。首相官邸に入ってくるときは、背筋を伸ばして、速足です。

しかしふつうの人は寝るとなると、長時間、天井を見つめて眠れません。そこで左右どちらかに向くことになるのですが、これによって背中が丸くなっていくのです。

ほとんどの高齢者は、その丸みがだんだん深くなります。

それと同時に死期が近づくのです。

医師はこのとき、いとも簡単に、

「背中をまっすぐ伸ばして寝ましょうね」

といいますが、残念ながらそれは無理というものです。

それだけに中曽根さんの姿勢の美しさは驚異の一言に尽きます。

特に結婚した女性は、若いうちから夫の腕の中に入って眠ることが多く、身体を小さく縮めます。日本の和ぶとんやダブルベッドでは、欧米のように男女がゆったり2人で寝る、というわけにはいきません。

それでも将来は、いまより老後女性の姿勢は大分よくなるでしょうが、現在の50歳以上の女性にはそれはむずかしいでしょう。

すでにそういう生活と姿勢になってしまっているからです。

これを直すとしたら、睡眠時間を減らすことでしょう。

貝原益軒は「長時間寝ていると、長く立ちつづけたり、歩いたりするより害になる」と書いていますが、まさにその通りだと思うのです。

反対にいえば、脚をしっかり使って立ちつづけ、毎日歩くことを習慣にすれば、姿勢はぐっとよくなるはずです。私は現在、その通りの生活をしています。さらに長時間寝ないことで、それほど背中が曲がりません。

姿勢がよくなれば、内臓がもっとも適した位置に収まるため、健康も維持されると思うのです。

今夜から姿勢をよくする寝方を実行してみませんか？

夜なべ仕事を知的時間にする

たまたま青森県の若い方にお目にかかることがありました。珍しく「夜なべ」という言葉が飛び出してきました。

最近の人でこんな言葉を使う人は珍しいので、いろいろ尋ねてみたところ、母親が、「近頃の人は夜なべをしないで、寝てばかりいる」と怒っていたそうです。そういうお母さんは78歳で、なにを縫っているのか、毎晩遅くまで起きているというのです。

もともと夜なべとは「夜鍋」、遅くまで仕事をするので温かいものを食べるという意味ですが、「夜並べ」、つまり昼と同じように夜も働くという意味もあるようです。

夜も昼と同じように働くという、しっかり者が東北地方に多かったということでしょう。

ところが最近は昔より生活レベルが上がってきたので、若いうちから味の濃い食べものと一緒に、酒を飲む風習が固定してきたのではないでしょうか。

照明に関しては、夜遅くまで仕事をするのは私の得意技ですが、暗いところでするのはマイナスでしょう。仕事をするときは昼と同じような明るさにすることが大切です。

経営者や作家の中には、ホテルで仕事をする人たちが大勢いますが、それはホテルが昼夜関係ない24時間型だからなのです。

我が家の電気代は、人が聞いたらびっくりするほど高いのですが、それは深夜の電気代と冷暖房費です。これを私は「医薬代」と考えていますが、考えようによっては明るい医薬費用です。

私はまさに毎晩、夜なべ仕事をしていて、夜中には四食目の軽食をとりますが、寝る直前にはアルコール類は一切飲みません。

認知症になる悪い慣習に、

（1）運動不足

（2）糖質や脂質の多い食生活

（3）喫煙、多量飲酒

が考えられます。この3点については男女とも変わりないのです。

まずこれを克服できなければ、夜なべで働いても、元気にはなれません。さらに近頃は、

（4）知的生活

（5）人とのつながり

の2点も非常に重要視されています。これは男女とも必要なだけに、ひとりで夜なべをしていると、ボケる確率は高くなるかもしれません。

それでも酒から、緑茶やコーヒーに切り替えれば、少しはいいのでしょうか？　なるべく自分ひとりや夫婦だけの時間を減らしましょう。高齢夫婦の会話はそれほど面白いものではないし、知的な時間とは程遠いものです。

それに夫婦でいると、あそこが痛い、ここが苦しいと、病気の話がふえるかもしれません。それは最悪で、楽しいことは何もないだけに、起きているだけマイナスです。

知的生活というと、むずかしいでしょうが、家族よりむしろ近所の人やお客との話の時間を多くしたほうが、ボケる確率は少ないはずです。

ベッドに入ったら過去のことを思い出す

私はときどき突飛なことを考える癖があります。

たとえば午前2時～3時のテレビ番組に生出演したら、大きな話題になるのではないか、などと空想するのです。87歳の老人が、その時間まで起きていて、元気に女性論を語りつづけていたら、高齢の視聴者は、自分も寝てはいられないと飛び起きるかもしれません。

あるいは日本テレビの某番組の「ゴチになります」でやっている「値段を当てられなかったら自腹を切って全員の分を支払う」という設定を「それぞれの年齢を当てられなかったら自腹を切る」なんてことをして遊んでみたい、などと考えるのです。

私は見知らぬ人であれば、自分の年齢を当てられない自信があるだけに、結構ゴチになれそうだ、などとひとり笑ってしまいます。

頭がボケることは、死ぬより怖いことだと私は思っていますが、それだけにベッドに入ってから、30分から1時間くらいは、いろいろ頭を使います。

頭が疲れると自然と眠りに入るので、本を読んだり、ラジオを聴いているより、効果的だと思っています。

本を読むときは、ややむずかしい種類のものでないと、かえって頭が冴《さ》えてしまいます。またラジオも面白くなると、結構聞き入ってしまうので、意外に入眠しにくいものです。

その点、今夜は○○について考えよう、ということでふとんに入ると、考え疲れると自然に寝入っているものです。

私が得意とするのは「自分史」について考えるときです。

私は現在、自分史を書いているのですが、子どものときの思い出や、中学・高校時代のクラスメートの名前などを思い出していると、次第に眠くなるものです。

それでいて、頭脳の記憶力の部分を刺激するので、それだけでも頭を使うことになります。毎晩いろいろ思い出しては、朝になると忘れないうちにメモをするのですが、高齢になると名前を忘れやすくなるため、この方法は私の自慢です。

もともと単に名前や曜日を忘れたり、間違えたりする分には、必ずしも認知症の初期とはいえないようですが、本人にはイヤな予感となるものです。

それだけに、名前の覚え方、思い出し方を自分なりにつくらなければなりません。

私は有名人や知人の名前と結びつけて覚えたり、地名、駅名とくっつけて思い出すようにしていますが、それだけでも効果があるように思います。

特に真っ暗闇のベッドで考えるのは、頭の疲労を呼ぶようで、眠れないということは、まずありません。

睡眠薬は一度も飲んだことがないので、この方法が私には適しているのでしょう。

それに眠くなってからベッドに入るのであって、眠くならなければ、いつまでも仕事をしています。睡眠不足になると考えるから、眠れなくなるのです。眠れなければ今夜は睡眠1時間でもいいと考えていると、意外にもすぐ寝つけるものです。

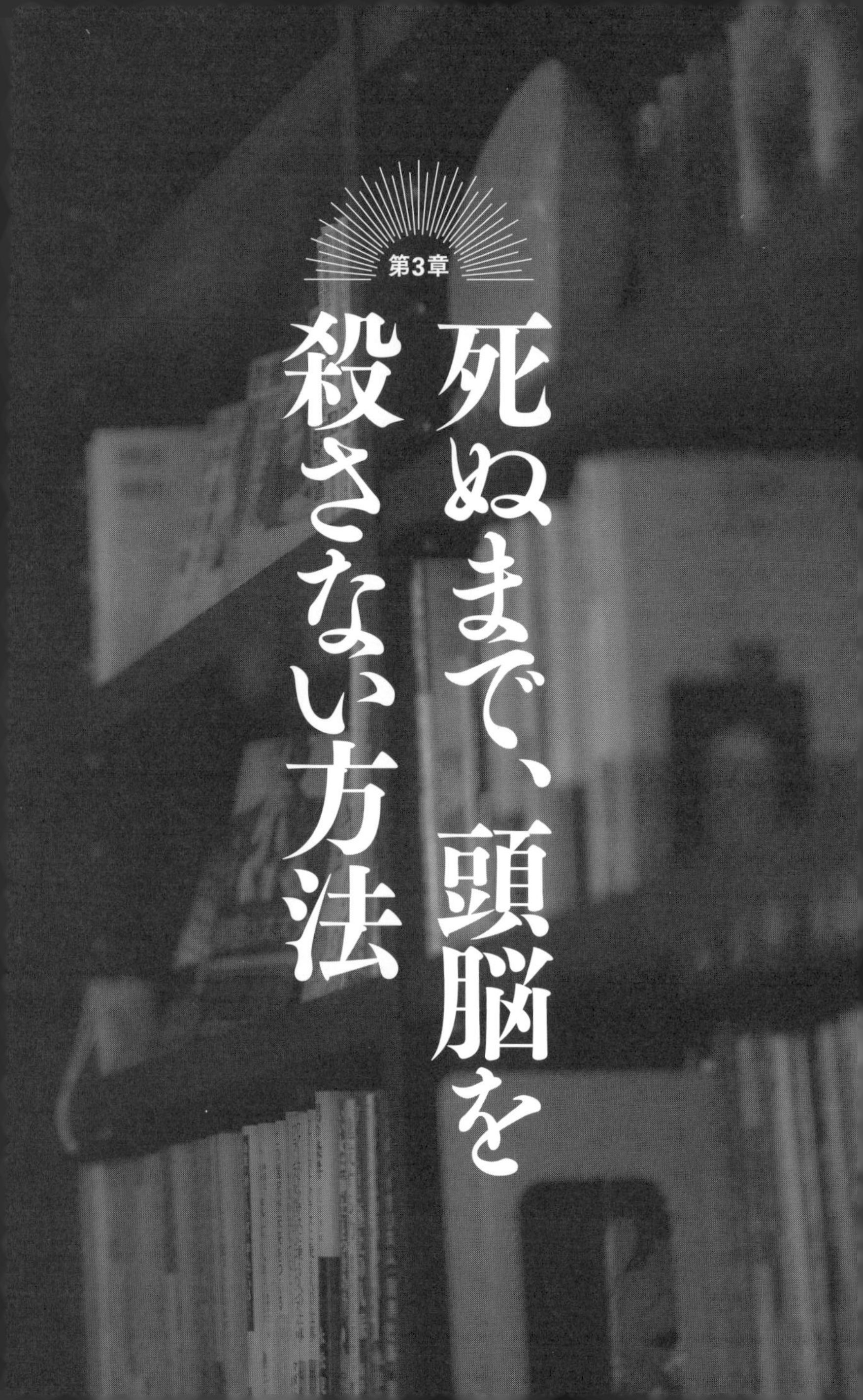

第3章

死ぬまで、頭脳を殺さない方法

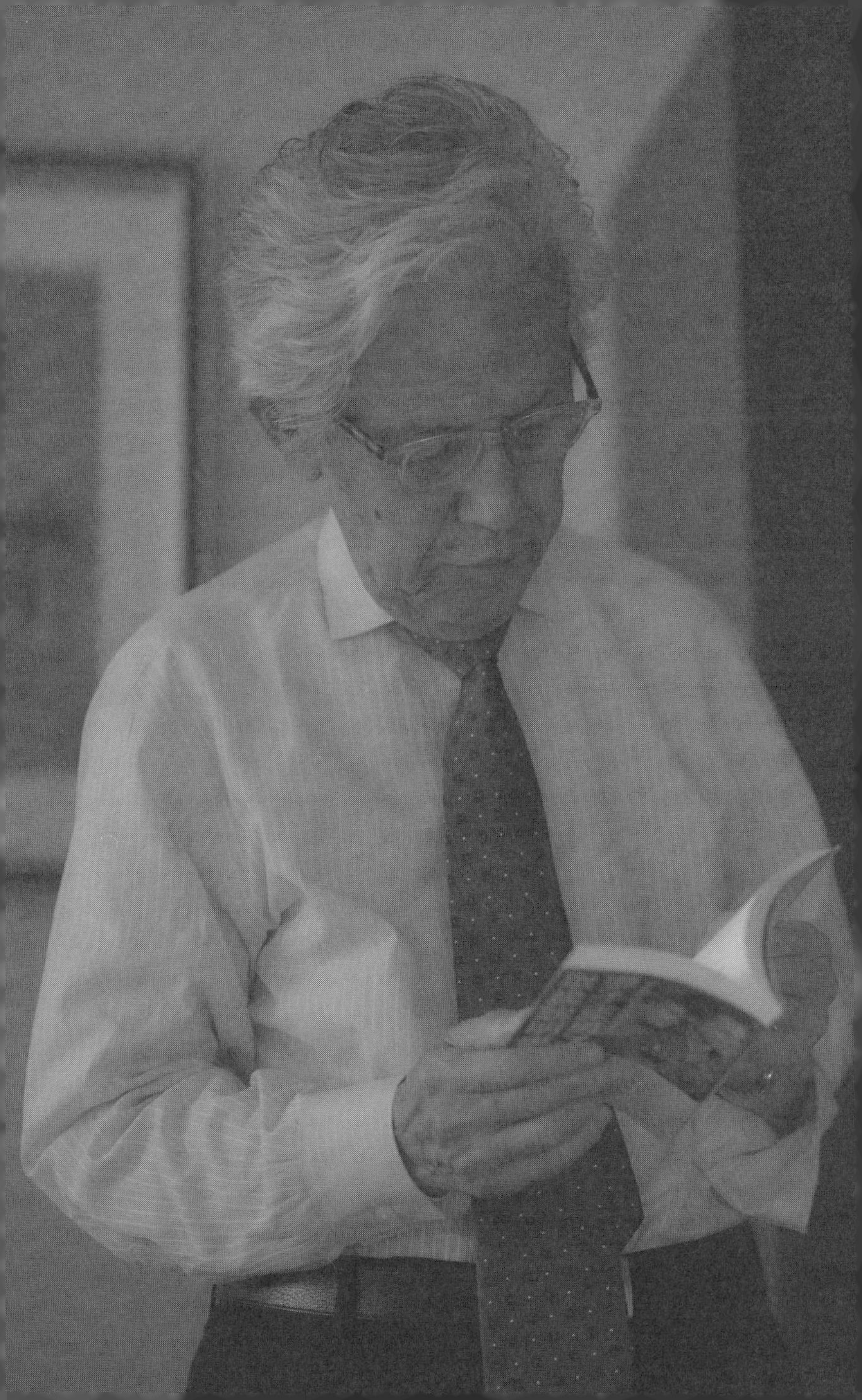

「ビジョンが何か？」が若々しく生きる力になる

誰にでも未来への希望があります。たとえば何歳まで生きたいとか、もっと具体的に1億円貯めたいとか。あるいは、せめて認知症にならずに老後を過ごしたいとか。

これらの希望を並べると、

（1）身体の健康
（2）金銭的欲望
（3）対人的希望

――に分かれるようです。

何歳まで生きたい、と具体的に考える人もいれば、せめてベッドで寝つく身体にはなりたくない、と消極的に考える人もいます。

あるいは退職金を何歳まで保たせないといけないので、月々いくらの生活をする、という将来設計を考えざるをえない人もいます。

また、子どもに最後は生活費を出してもらいたい、と考える人もいれば、この人と一緒に人生の最期を迎えたくないので早く別れたい、といった希望をもつ人もいるでしょう。

人それぞれですが、なるべく50代くらいで決めたほうがよさそうです。

その決めた年から、目的に向かってさまざまな工夫をしていけば、ある程度まで成功するのではないでしょうか。

人間というのは面白いもので、目的をもたないと動く気がしません。

たとえば認知症にならないぞ、と早くから決意していれば、頭脳だけでなく身体も活発に動かしつづけるのではないでしょうか？

私がつくった認知症を避ける標語に**「足腰頭に手指の先」**というものがあります。

私は何十年も前からゴルフで足腰を鍛え、頭は現役の社長、編集者、作家として、いまでも人の倍以上使っています。さらに手指の先は、原稿を書きつづけたり、人一倍のスピードでスマホなども使っているので、多分相当器用だと思います。

熊本県天草市のインターネット放送局の女子アナをつとめている大仁田ハルノさんは、100歳の現役です。彼女は99歳から千羽鶴を折りはじめ、約1年で2600羽ほどをつくり終えたそうです。

彼女はこの折り鶴を欲しい人に送ろうと考え、ある病院の女性患者の希望に応えて、送ったといいます。するとその患者は大喜びで、元気を取り戻したそうです。

本音をいうと、私はただ「そうありたい」という希望をもっているくらいでは、認知症は防げないし、長生きもムリだと思っています。思うだけなら、誰だってできるのですから。問題は、それを長年にわたって完全に実行することと、小さい行動、行為でも、世の中に積極的に貢献することだと信じています。

大仁田ハルノさんのすばらしさは、指の先を器用に使って折り鶴を折るだけでなく、それを病人にプレゼントした点にあると思います。おそらくそれまでより、眠る時間がぐっと少なくなったでしょう。

しかし眠る時間が少なくなっても、気力が溢れみなぎったことで、ハルノさんの生きる力は倍加したと思います。私たちも何かひとつ考えてみませんか?

新聞の死亡欄の年齢に注目する

新聞の読み方は人によってマチマチです。大きな見出しから読む人もいれば、広告から目を通す人もいます。社会面だけ熱心に読む人もいれば、株式欄だけの人もいます。

私は珍しいタイプでしょうが、死亡欄から見ていく習慣があります。そしてなお変わっているのは、**例えば3人亡くなっているとすれば、その3人の平均死亡年齢を計算します。**

新聞紙上に死亡記事が出るくらいですから、有名人など社会的地位の高い人たちです。これらの人たちは、その一生を、ぐうたら生きたわけではないでしょう。多分、周囲の人たちと比べたら、働きづめに働いた人たちではないでしょうか？

週刊誌などの医学的な記事を読むと、長生きしたければ十分睡眠をとれとか、頭髪が薄くならないためには、午後10時前に寝ないと危ない——とか書かれています。

しかし新聞に死亡記事が出るほどの人であれば、睡眠を毎日十分にとったとは思えませんし、午後10時前に寝ていたとも考えられません。

では当然、平均寿命以下だろうと思って計算すると、意外にも80歳を十分に超えて、近頃では私の計算では平均85歳近くになります。

試みに手元にある3日分の新聞を広げてみると、亡くなられた方の死亡年齢は「72、65、83、87、91、91、93、87」歳となっています。

これを平均してみるとほぼ84歳となります。いかに長生きかがわかります。

これは一例ですが、それほど長時間睡眠をとらなくても、ある程度の長生きはできるということでしょう。

いや、それより私が注目するのは、これらの方々の中には、現役で働いている人たちが多いという点です。つまり頭がしっかりしていて、認知症で苦しんでいた人は少なそうに思えるのです。

(1) しっかり脳を使う

認知症になる原因はいろいろいわれていますが、反対にならない理由には、

（2）身体を動かす
（3）栄養をとる

この3つが挙げられています。

ここで「睡眠を十分にとる」という健康の基本を入れてみると、おかしなことになりませんか？　睡眠を十分にとるとしたら、脳を使う時間は減りますし、身体を動かす時間も減ります。それに栄養もとれなくなるのではありませんか？

それは「屁理屈だ」といわれるかもしれませんが、私はそうは思いません。

「寝る、眠る」ということは、その時間を1人になるということです。

1人で脳はなかなか使えません。

すぐ身体を動かせて、即座に脳が使えるように用意しておくことが、私は認知症にならない極意のような気がしてなりません。

なぜ画家・書家に長寿が多いのか

美術年鑑と執筆家年鑑を比べると、明らかに作家よりも画家のほうが長生きです。それもただ長命というだけではなく、死ぬ間際まで多くの作品を描きつづけているのです。

どうしてそんなことができるのでしょうか？

一例としてピカソを調べると、91歳で没するまで、14万7800点の作品を残しています。「おぎゃあ」と生まれたときから描いたとして、1日平均4・4枚になりますから、とても人間技とは思えません。一体いつ寝ていたのでしょうか？

私も作家、画家、マンガ家の担当が長かったこともあって、その中で作家は長命と短命の2タイプがいることを知っています。

専門家の話を総合すると、作家の生活には色がない。ペンもパソコンの文字も黒だといいます。それに対し画家の仕事は、色彩との闘いといっていいでしょう。

それに流行作家になればなるほど、毎日、毎月、締切があるので、無理のしすぎだというのです。その点、画家は締切がそれほどきつくありません。

さらに画家は画材を担いで歩くことが多いのに対し、作家は座っているだけだといいます。健康度が大違いです。それに最大の差は、画家は若い女性をモデルにしていることが多いという点です。

ピカソは87歳の年に、エロチックな版画を347点も創作したといいます。ピカソにかぎらず、多くの長命の画家もまた、似たような作品を残しているものです。

私の担当画家だった三谷一馬先生は93歳まで仕事をしていましたが、江戸期の浮世絵を最期まで描いていました。私にはご自分で描いた春画を見せてくれましたが、これが長寿の秘訣だと思ったほどです。


それはともかく、これだけの仕事量をこなしていて、毎日、7時間も8時間も寝ていられるものでしょうか？

実は画家だけでなく、日本の書家も長命です。90歳以上はザラにいます。いま現在、最高齢の書家は今年105歳になる篠田桃紅《とうこう》さんですが、書家にはお弟子さんが多いので、ふだんは短時間睡眠です。私の親しくしている矢萩春恵《しゅんけい》さんも高齢ですが、寝る間もないほど大活躍しています。

書家が長命なのは、

(1) 墨の香り

(2) 腰と腕を使う

(3) 練習時間量

が理由だという説があります。

なかでも古墨の香りは心を落ちつかせる効果があります。最近は墨の香水も出回っていますが、幽玄の香りを身につけると、和服のときに似合うといわれます。

女流書家というと、なんとなく儚げな感じがするでしょうが、実際の書道は力仕事です。大筆を振るうときもありますが、小筆のときでも、腰で書くといわれるほど、体力を使うのです。

私も矢萩先生に命じられて太筆で書くようになりましたが、それだけで時間のたつのを忘れてしまいます。

こうして見てくると高齢者は、毎晩寝る時間を1時間縮めて、絵か書を描いたらどうでしょうか？

むしろそのほうが頭の中も身体の内部も、新しい気が満ちると思います。

絵の場合は華やかな色彩を用いましょう。

墨と違って絵具には香りがありません。

そこで色彩によって若さを取り戻すのです。

赤、黄、グリーン、金色を主たる色彩にして、作品をつくってみることです。うまい下手は二の次として。

私はいまでもこれらの色彩が好きです。この本の装丁も赤を多用していますが、私の希望によるものです。

情報や知識をもてば、話したくなる

日本企業の現在の定年は、ほぼ60歳です。

男たちの多くはこの日を迎えた時点で、死を意識します。具体的に「何歳で死ぬ」とは考えませんが、死期が近づいてきたな、と思うのではないでしょうか？

すると、ほとんどの場合、無口になります。まず妻に対して無口になり、それから子どもにも、ひどいときは犬、猫にも、無言で頭やあごを撫でるようになります。

なぜ無口になるかは、情報や知識のやりとりが必要でなくなるからです。

仕事をしているときは、ほとんどの場合、業務のやり取りがあるので口を開かなければなりませんし、ときに指示したり命令しなければなりません。

またそういった仲間や年下の若者がいた場合、仕事でなくとも雑談が必要になります。

また新しい情報を手に入れたら、話したくなるのがふつうです。

これによって頭脳がフル回転するのですが、毎日が休日になると、頭脳も長期休暇に入ってしまいます。

女性はこのとき情報があろうとなかろうと、ムダ話ができます。夕飯のおかずでも話材になるのです。その点、男はムダ口を叩けないのが老化を誘ってしまうのでしょうか。

さらに、無口になる理由があります。

ほとんどの人がビジネス社会で成功できなかったからです。

その無念の想いが無口を誘うのでしょう。

そして老化が進んでいく男は、文庫本の時代小説を読みはじめます。現代のビジネス戦線と関係ないので、少し安心できるからです。

それに男女での大きな違いには、社会に出ていたときの地位の問題があります。

多くの女性はいつでも、同等でしゃべる人と仲よくなっています。そのほうが安心してしゃべれるからです。

それと女性は常に「秘す、隠す」種族です。家庭内のこと、自分のことも、男のようにペラペラしゃべる人はいません。

男はそれに対して、最終学歴、最終職歴で自分という人間を固めています。10年前に社長だった男性は、10年後も、それもご近所の女性と話すときも社長のつもりでいます。

これによって、誰からも相手にされなくなってしまうのです。

近所のおばさんが、社長だった頃の昔話を聞いてくれるわけがありません。

このような男性は、生きていながらもはや死んでいるのです。私にいわせれば、いてもいなくても、どちらでもいいのです。

もしかすると奥さんからも「早く死んでくれないかな」と思われている夫でしょう。

そうならないように、私たちは最新の情報や知識をもつべきです。

私は現在、毎週2通の「櫻井NET通信」という最新情報をネットで配信しています。この情報には若い人でも知りたいニュースが載っています。

私はこのニュース配信によって救われているといえるかもしれません。この情報や知識によって、多くの人と会話がつながるからです。そうなると、さらに1年、また1年と発信力を強めていきたくなります。これも私が考えた高齢者の生き方のひとつです。

定年後も働きたければ会話を重視する

私の周りには、いろいろな世代の男女が集まってきます。

私の経験と情報を仕入れたい人、お金を儲けたい人、本を出したい人、小説を書きたい人、教養を深めたい人……さまざまですが、かりにそれらの目的を達成できなくても、大きなプラスがあると思っています。

それは私のところに来ていれば、若さと経験をえられるからです。それに、90歳近くになろうという師匠に教えを受けるのですから「やれません」とはいえないでしょう。

では、なぜ私がそれほど元気なのかというと、その一生を「人とつき合ってきた」からです。

私たちは仕事を選ぶとき、金融、造船、飲食などなど、その時代の人気業種を選んできました。このときわかりやすくいうと「人」か「物」かの2つの業種のうち、どちらかを選んでいることになります。

なかでも「物質、機械、商品」など、あまり会話を必要としない仕事についた人は、早く老化する危険性をもっています。

社会の上位者がなぜ長生きかというと、業種が何であれ、上位者ほど対人関係が主な仕事になるからです。

会話が全仕事といってもいいでしょう。午前中は会議、午後は顧客、官庁などを回り、夜は接待――大きくいうと、1日中しゃべりっぱなしです。

このことを考えるとき、現役時代に物質や機械、商品などを扱ってきたことで会話ができなかった人たちほど、会話を重視しないと、早く認知症になりかねません。

この社会は無口、無言では通せません。

どんな仕事でも会話が潤滑油になるだけに、できるだけしゃべることを頭に入れていないと、定年後の仕事もなかなか見つかりません。

また会話が活発な人ほど、元気な証拠と見なされます。

かつての高倉健のように「男は黙って……」というわけにはいきません。ここをしっかり弁《わきま》えておくことです。

この会話も異世代、異性、異業種、異趣味、異人種の人たちと進んでずること。同世代、同性、同業種、同趣味、同人種とばかり話していると、話題がまったく広がりません。

サラリーマンになると、総合職には「転勤」が加わってきます。近頃ではこれをイヤがって、一般職を志望する人がいるといいます。

また頭脳優秀な人たちの中にも、海外留学を志望しない人たちがふえているそうですが、将来のことを考えると、自分から認知症を志願しているようなものです。

それでは大損ではないでしょうか？

話題はできるだけ広く、話し相手はできるだけ見知らぬタイプを選ぶべきです。

どれもできれば自分より年齢も地位も上位者を選べば、頭脳をフル回転させることになり、ボケてはいられません。それに新しい考えを生み出すきっかけを与えられるのです。チャンスを広げましょう。

適職を見つけたら、寝てはいられない

適職という言葉があります。

誰でも自分に一番適した仕事をもてれば、熱中度が違うため、長生きできる気がします。

イヤでイヤで仕方がない仕事を、長い間つづけていて身体にいいわけがありません。

酒で気を紛らわせることになるかもしれませんし、仕事も途中で放っぽり投げて、ふて寝することになります。

「健全なる精神は健全なる身体に宿る」という古語がありますが、単に睡眠時間が長ければいい、というわけではないようです。

私の友人でも仕事がうまくいかない、何度も何度も会社や職種を変えたという人たちは、残念ながら60代から70代前半で亡くなっています。

自分にもっとも適した仕事が見つかった人たちは、よりすばらしい結果を得たいと、夜も夢中になって働きます。何時になったら今日の仕事をやめる、という人はいません。納得したところで、あとは明日に回そうか、となるわけです。

適職は頭脳型、手足型、視覚型、嗅覚型、聴覚型、会話型などの基本型があります。

これらの複合型が一般的ですが、これらの職業と自分の特徴、特技がぴったり一致すれば、私は間違いなく長生きすると思っています。

私の一生をふり返ってみると、頭脳と手足と目を使ってきたと思います。

「取材して、それを原稿にする一生だった」といってもいいでしょう。

頭脳と手足をフルに使ってきたことで、健康のためにはよかったのでしょうが、それにしてもその仕事をイヤイヤやるか、夢中になってやるかで、全身の機能の衰え方は大きく異なるのではないかと思うのです。

私はその機能の衰えを、長時間の睡眠によって止めるのはどうかと考えています。

なぜなら前にもいったように、睡眠には理由が重要だからです。

ともかく疲労困憊しているのでゆっくり眠りたい、という理由であれば、存分に寝るべきです。しかし仕事が合っていないので、毎日がつまらない、やっていられないという理由で長い時間寝るのはどうでしょうか?

これを毎晩つづけていたら、身体がだるくなり、気も心も衰えていくような気がします。

私は若い頃から夜型人間でしたが、周りの年下の人たちにも、なるべく夜型になれと、強くすすめてきました。それは定年になったら、夜間の警備員を含めて、**みんなが寝る時間に働けないと、仕事がなくなるという考えからでした。**

いまの私は深夜になると机に向かっています。

私の年齢にしては、一番つらい仕事かもしれません。

立っているのも大変ですが、明け方まで座りつづけているのもラクではありません。

しかしこれが自分の適職なのだ、という自信があるため、むしろ睡眠時間の長いのがイヤなのです。起きていたいのです。

こういう生き方で元気な男もいることを知ってほしいと思います。

忘れたいことがあるとボケていく

高齢になっても頭を生かしつづけるとは、一言でいうとどういうことでしょうか？いろいろな考え方があるでしょうが「忘れない」ということではないか、と思うのです。

私は昭和6年（1931）の生まれです。この年齢は日本が軍国主義化していく時代で、小学校が国民学校と呼ばれていました。

中学に入ると、陸軍の将校が教師として配属されていて、小銃や日本刀で鍛えられたほどです。それだけに私の同級生の中には、その時代のことはもう忘れたい、といっている仲間も少なくありませんでした。

しかし私は逆に自分の頭脳に対し「忘れろ」と命令していくと、早くボケるような気がしていました。

私は昔の大切な記録を、捨てずにもっています。

20歳のときの小説の処女作や大学の卒業論文の控えも、原稿のままもっています。

これらは、ボケないための大切な資料となっています。

現在私は「ヒマラヤ」という音声アプリを利用し「文壇爺の文豪日記」というタイトルで、作家との交友記録を話し、配信しています。

この音声アプリは、中国で4億人が登録しているプラットフォームの日本版ですが、中学生のとき「太宰治」と知り合った話からスタートしています。

これも中学生の時代を忘れないよう、記憶を呼び起こす訓練と思っているのですが、昭和を代表する作家たちとのエピソードを話しつづけていると、頭脳が衰えない気がするのです。

同級生の中で、「戦中戦後のことを忘れたい」といっていた友人の何人かは、すでに認知症を患っています。

あるとき、いま問題になっている「教育勅語」についての討論があったのですが、憲法と並んでこの「勅語」も一部分を復活せよ、と激しいことをいう政治家もいます。

　このとき私を含めて数人はこの「教育勅語」を全文暗記していたのですが、ほとんどの友人はとっくの昔に忘れてしまったそうです。

　それは一向に構わないのですが、おそらく忘れたい記憶、覚えていたくない事柄があると、人は一生懸命その話題を避けていく気がします。

　簡単な例では、男女の間でトラブルが発生すると、互いにその男女の名前や顔まで、忘れたいと努力する、といいます。

これでは自分からボケを増進させているのではないかと思うのです。

　悪事を働くと、それを忘れたいと必死になってボケ、老化を自分で進めるという話を医師から聞いた記憶があります。

　悪事にかぎらず、自分にマイナスのことは早く忘れる、ともいわれます。現代版の『恍惚の人』の小説ネタになりそうな話です。

机に向かうだけでも頭脳が活発化する

毎日新しいアイデアを考えている人は、外見も中身も若々しいものです。

特にファッション業界のデザイナーたちは、昨日までなかった新しいファッションを生み出すだけに、若々しいというより瑞々しいくらいです。

私も出版人として、新しいリーダーたちと日々触れ合っているので、若さが保たれているのかもしれません。

私がこれまで取材したり、おつき合いしてきた最先端で働く人たちは、何かが異常です。着ている服が驚くほど派手だったり、逆に黒ずくめだったり。喫茶店のコーヒー一杯で徹夜したり、そうかと思うと、30分で次の店に行ったり……。

ただ誰でもこれだけは決まっているのは、外が暗くなってからのほうが元気な点です。

いや、昼日中であっても薄暗い店に行くか、その部屋を暗くするか、そういう変わった人が多いのです。

これは私たちの頭脳の働きかもしれませんが、深夜好きの人ほど、異常なアイデア、新鮮なプランを生み出しているような気がします。

つまり明るい時間に生み出せるアイデアは、意外にふつうなもので、みんなが寝静まった時間に考えるアイデアほど、異常なものが出てくるものです。

もしかすると深夜には、人間が妖怪や動物になるのかもしれません。

「彼は動物的な嗅覚がある」という場合は「才能がある」というのと同義語だからです。

私は机をいくつか使っていますが、それは贅沢をしているからではありません。主たる目的は、なるべくベッドまでたどり着けないようにするためです。

ベッドの脇にも机があるため、寝る前にどうしてもここに座って、少しでも原稿を書かないといけない気になってしまうのです。

それはともかく、実は机の位置によって、頭から湧き出るものが違います。

基本的に机の位置は、壁に向かう型と、前面を広く開けたタイプに分かれます。

私はこの2つの型を毎日使用するために、いくつか机を置いている、ということです。壁に向かうとアイデアが集約していくはずです。壁の一点に目を集中していると、考えがまとまりませんか？

これに対して机の前を広くしていると、なかなか集中できません。ところがアイデアを大きく広げて考えるには最高です。

おそらくどの企業も、業務の内容によって、机をこの2種類に分けているのではないでしょうか。前面だけでなく、左右も閉じる型にすると、数字に集中できるという人もいます。

机一つでも睡眠と大きく関係するだけに、読書するだけでもいいので、毎日座る習慣をもつことが大事でしょう。

それこそ1時間でも座れば、頭脳が活発になり、眠気は吹き飛んでしまいます。当然ボケもどこかに飛んでいくことでしょう。

1年後の予定と楽しみをつくる

「1年の計は元旦にあり」という言葉があります。元日の朝、お雑煮をいただく前に、家族で新しい年の計画を話し合う、という家庭もあるでしょう。

除夜の鐘を聞きながら、子や孫に新しい年の目標を話させてから、1人ひとりにお年玉を配るという家庭もあるようです。

しかしこれだと自分自身の目標がありませんし、定年間近になると、話したくても目標がないという人もいます。

私は多くの作家と長年つき合ってきましたが、これらの人たちとは正月といわず、何月でも、長いスパンで来年、再来年の予定を話し合います。

なぜなら連載の予定があるからです。だから有名作家になればなるほど、簡単に死ねなくなってしまうのです。

ふだんから毎晩のように酒を飲んだり、仲間と話し合ったり、遊んでいるような作家は、もともと怠け者なので、翌年以降のスケジュールをそれほど立てません。またプロデューサーや編集者もそれを知っているので、ムリに仕事を押しつけないものです。

ところが長生きという面からすると、これらの作家は逆目に出て、早死にすることになるのです。

長期的展望に立って予定を組む作家と、常に刹那的に生きている作家では、生命力は大きく違ってしまいます。

これは健康と虚弱体質の差というより、生き方に貪欲であるかどうかでしょう。

私の友人だった詩人の寺山修司は、私より4歳年下でしたが、47歳で亡くなってしまいました。彼は短歌、戯曲、演出、俳句、詩、映画、脚本など、ありとあらゆる芸術に天性の才を発揮しましたが、逆にいうと1本に集中できませんでした。

私と話していても、いつも今日《こんにち》のことに夢中になり、5年後、10年後のことは話し合わなかった記憶があります。

私は寺山とは逆に、今年のことより来年以後の目標に夢中になる癖があります。

いまでも毎年7月15日には、九州の博多祇園山笠という激しい祭りに参加していますが、この10年間、祭りが終わってホテルを出る前に翌年の予約をしています。ホテル側も心得たもので、当然、私の部屋を用意する気になっているほどです。

こうなると、山笠に対する私自身の気の入れ方が違ってきます。

1年後にまた走るぞという「やまのぼせ」になり、それを目標に、身体の準備をしていくことになるのです。

さらに毎年、3月4日の私の誕生日に「きずな祭り」と銘打って、多くの方々とご一緒しています。この日に元気でいなければ、会社の祭りどころではありません。お招きした方々にも失礼になります。

こういった覚悟をもつスケジュールを立てておくことは、健康と大きく関係します。

「病は気から」という言葉は、私にとって100パーセント正しいものと思います。

「自分史」を書けば頭は生き返る

高齢者の認知症は、どのくらいの割合でふえているのでしょうか？

65〜69歳はまだ2・9％と低いようですが、10年後の75〜79歳となると一挙に13・6％になり、85〜89歳では41・4％と、その年齢人口の半分に迫ってきます。

85歳を超えると、日本人の2人に1人は認知症と診断されるということでしょう。

これは仕方がないことなのでしょうか？　毎日8時間以上寝たら、認知症にならないのでしょうか？　医師はそんなことはいっていません。

それは単に一つの判断基準であって、このほかにも食生活、人とのつき合い、知的習慣、適度な運動も必要だといっています。

私はこの中の知的習慣を、特に重要と見ています。

本当ならば誰でも60歳を過ぎても、セミナーや講演会に出て、多くの人たちと活発に話し合い、ビジネスにつなげていければいいのですが、そういうわけにもいきません。

そこで私自身の方法を明かすなら「自分史」を書きつづけることです。

日記でもよさそうですが、日記は単に毎日の記録を書くものであり、頭脳を過去や未来にスライドしなくてもいいものです。これでは頭脳を使ったことになりません。

そこで自分が生まれた年から現在まで、文章でも絵でもマンガでも写真でもかまいませんから、強く思い出として残っているものを記していきましょう。

こうすることでさまざまな時代、年齢時の記憶を引き出していけると私は思っています。

私の場合は——

（1）昭和文壇史——有名作家たちの私生活

（2）戦後週刊誌ものがたり

（3）昭和の生活と自分史

この3分野の記録を書きつつありますが、これだけでも記憶を思い出すのに、時間がかかりますし、記録や資料を読み漁る頭脳力が必要になってきます。

幸い近頃は、昔の資料や本を安く買えます。それこそ古本なら、１００円で買える貴重な記録や写真集もあるのです。

こうなると、私も認知症になっていられません。この3部作が完成するのは数年先になるでしょうが、そうなると90歳を超えてしまいます。

90歳〜94歳は、61％の確率で認知症になるようですが、とりあえずこの年齢まで頭脳が正常であれば、その後認知症を発症したとしても許せるかな、と思っています。

それでも私はこの習慣をつづけるかぎり、認知症とは無縁だと自信をもっています。

人によっては「むずかしくて書けない」ということもあるでしょう。その場合は安い録音機を買って、声を吹き込むという方法もあります。

私の場合は「昭和文壇史」がその方法で、録音されています。

これは先ほどご紹介したスマホの「ヒマラヤ音声プラネットフォームアプリ」を引き出せば、誰でもいつでも聴くことができます。

半生が面白ければ、あなたの自分史も、このアプリに載せてもらうことができるかもしれません。ともかくこれまでの人生を思い起こしてみましょう。

誰かに頼られているうちは、死ねない

私が「きずな出版」をビジネスパートナーの岡村季子さんと一緒に立ち上げたのは、82歳のときでした。

もともと私は若い頃から「運命学」の勉強をつづけてきましたが、この年で新規事業をスタートさせて「大丈夫か？」と考えました。

出版社はどちらかといえば斜陽産業です。しかし斜陽といっても、翌朝になればまた日の出を迎えられるもので、永遠に暗黒世界に落ち込むわけではありません。

私はこのように、いつでも前向きに考えてきました。

あるいは82歳で起業するとなると、ボケたり死んでしまったら、あとがどうなるだろう？

ふつうだとこう考えるものですが、私は「自分がボケる、頭が死ぬ」とは、到底思えませんでした。

多くの人は死を前にする年齢にくると、自分は断崖にさしかかっていると思うようです。もうそこから後退はできないと思うのでしょう。それに対し私は1歳ずつ年をとってきても、身体と頭脳は下り坂とはまったく思いません。エスカレーターや階段でも、下り坂が嫌いな性格なのです。

高齢者の生き方としては、このほうが確実にボケないし、周りも元気にすると思うのです。

建設など産業機械の大手、コマツの元社長の安崎暁さんは、2017年10月、医師から胆のうがんを宣告され、余命も告げられたといいます。

ふつうであれば、ここで一挙に下り坂の気持ちになるところですが、安崎さんは自分で金を出して「感謝の会」を開くという新聞広告を出しました。

1000名という客が最後の別れを告げに見えたそうですが、笑顔と笑い声の絶えないすばらしい生前葬でした。大企業の元経営者だからできたことだ、という声もありましたが、小さい会でもかまわないと思いますし、私は安崎さんの死を前にした生き方に、ひどく共感してしまいました。

最近は特に緩和医療でも、自分の意思で飲食せずに死を早めようとする患者が、次第にふえつつあるといいます。

私は延命医療から痛みの緩和治療への移行は大賛成です。

なぜ無理に延命して、生かしつづけるのかよくわかりません。最近では特に余命が1〜2ヵ月の患者は、緩和ケアで死にたい、という希望が半数ほどに達しているようです。

そう考えると、ギリギリまで働いて、最後は緩和ケアであの世に行きたいと思います。

それまでは若い人たちに頼られるままに、できるだけ長く仕事をしたい――これが私の希望です。

逆にいえば、自分を頼ってくる間は絶対死ねませんし、死なないでしょう。

私はきずな出版を立ち上げたことで、むしろ長生きする運命になってしまったのです。

苦労は死ぬまでしつづけたほうが楽しい人生になるのです。

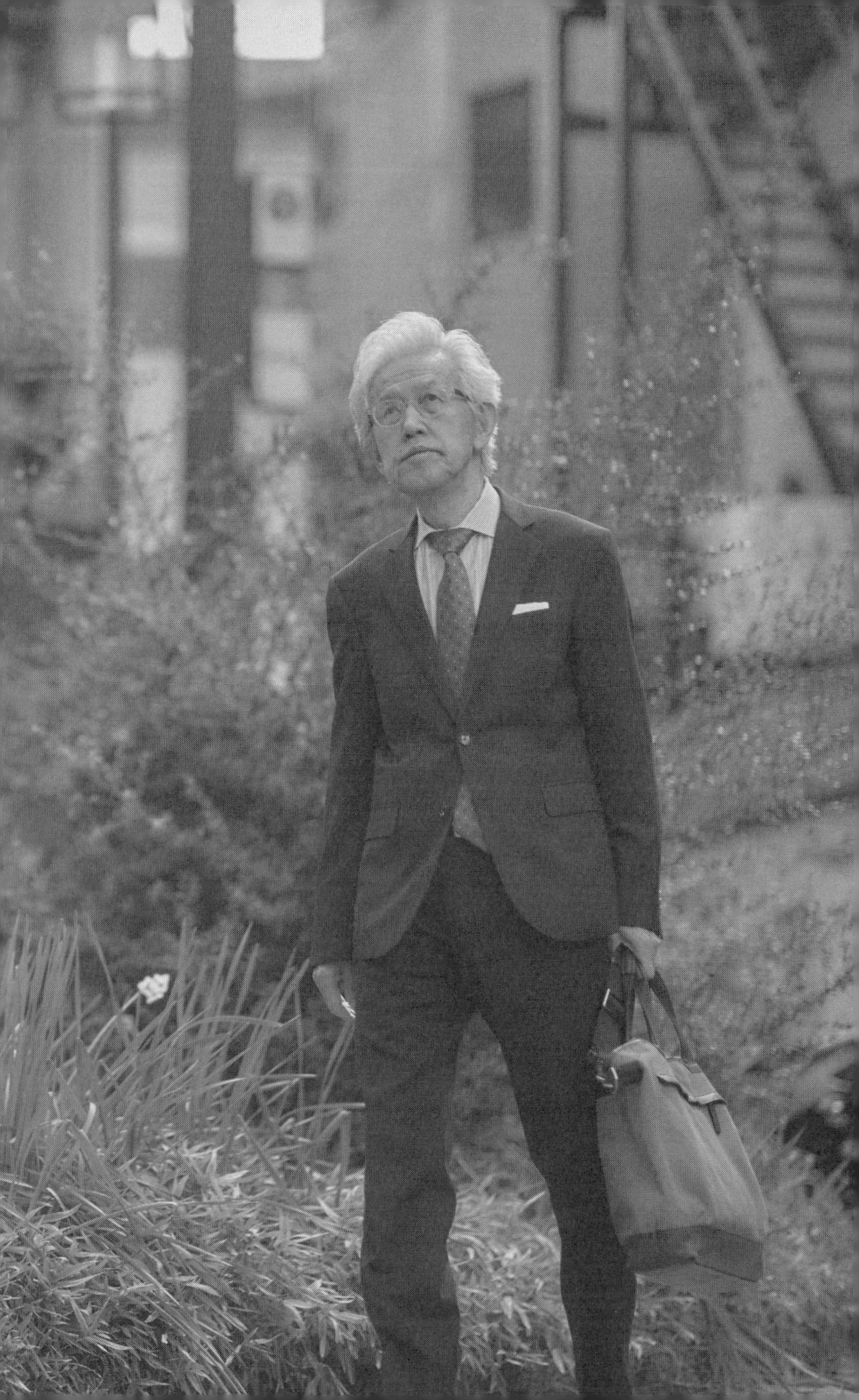

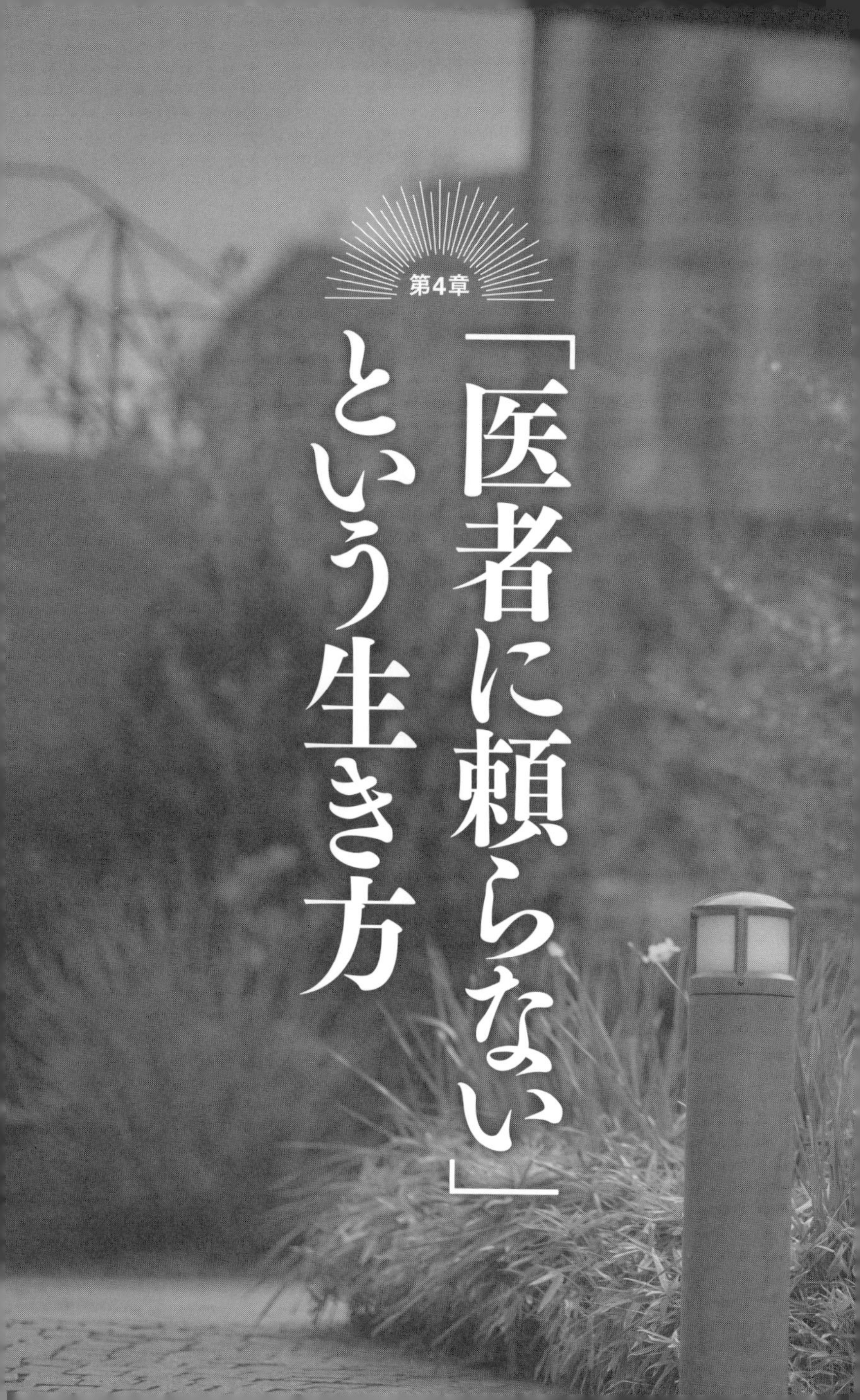

第4章

「医者に頼らない」という生き方

入社試験を肋膜炎《ろくまくえん》で落ちて、週刊誌編集長に

正直いうと、私はあまり自分の身体を大切に扱ってきませんでした。21歳の頃、肋膜炎ではないかと疑われ、入社試験合格後に講談社から子会社の光文社に回されています。ふつうだったら肋膜炎と診断されたら子会社にも入れないはずですが、なぜか光文社では即日入社を許され、のちに週刊誌編集長になっています。

この瞬間に私は、医師の診断に疑問をもち、自分でできる健康法に切り替えたのかもしれません。

まず煙草は1回も喫《す》ったことがありませんし、その代わりコーヒーは何十年間、1日3杯くらい飲んできたでしょうか。また狭い部屋で酒を飲むことは極力避けてきました。居酒屋は煙草の煙が立ちこめているのがふつうだったので、それがイヤだったからです。

またこれまで飲んできたアルコール類は、ほとんどビールかブランデー、焼酎少々です。あまり酒に強くないのが幸いしたのかもしれません。かりに日本酒を飲みつづけてきたら、肝臓をやられて、もうあの世に行っているでしょう。

私の若い頃はマージャン全盛期で、編集者はどうしても待ち時間が多いので、マージャン部屋に籠《こも》ることが多いのですが、私は極力遠慮してきました。

おそらくこういった日々の注意が、週刊誌編集長という激務をつづける中で、健康を維持する理由になったのかと思います。

実際、私の友人でマージャン作家の阿佐田哲也は60歳で亡くなり、同じくマージャンの天才、剣豪作家の五味康祐先生は58歳という若さで逝ってしまいました。

狭いマージャン部屋で、煙草の煙がもうもうとした中で毎晩のように徹夜していたら、長生きできるほうが不思議です。

入社試験に肋膜炎で落ちても、その後の生活次第で、いくらでも長生きできるのです。

といっても週刊誌の編集長ですから、規則正しい生活など、したことがありません。特に睡眠に関しては、一般人の6割か7割の時間しか寝ていないでしょう。

逆にいうと、健康であるためには睡眠時間はそれほど関係ない、と私は信じています。特に若いうちから睡眠を長めにとっていると、すべてにだらしがなくなる気がします。

まず寝坊しやすい体質になり、それが自堕落な生活につながりかねません。本当なら睡眠をしっかりとっているのですから、起きている間はキビキビしているはずです。

それが違うのです。ここが医学面だけで考えた点と大きく異なるのです。医学的にはしっかり寝ていれば、起きている時間はバリバリ働けるはずです。

しかし理論と現実は一致しません。

テレビ番組では、医学的理論と一致した出演者しか出さないのです。雑誌も似たようなことがいえるかもしれません。

これは私が長年マスコミビジネスの現場にいた感想であり、エビデンスはありません。週刊誌は月刊誌の4倍の数の締切がありますが、それでも十分元気でやっていけます。定期的な睡眠不足はどうも健康と関係しないように思えるのです。

「不良長寿」の3本柱

少し前になりますが、ビジネス雑誌「プレジデント」から「寂しい老後を避けるため40代にやっておけばよかった」というアンケート調査を頼まれました。

40代といえば、男の一生のうちで一番バリバリ働く時代です。「健康、家計、生きがい、夫婦関係、親子関係、終活」の6項目について「満足だったか、後悔しているか」を訊かれたのですが、私は後悔していることは、何ひとつありませんでした。

特にこの中の「健康」については、

（1）規則正しい生活
（2）偏りない食事
（3）禁煙

(4)適切な飲酒
(5)睡眠
(6)適度な運動
(7)健康診断、人間ドック
(8)家族の健康診断

これらをこの通りしていたら、健康体ではあるかもしれませんが、つまらない男になっていたでしょう。私には到底ムリな生活です。健康のために生きるのか、自分の人生目標に近づくために生きるのか、人それぞれでしょうが、健康優先で生活していたら定年以降にのんびり暮らせる人は、ごく少数ではないでしょうか?

奥村康先生は順天堂大学医学部の教授で、免疫学の権威ですが、以前初めてお目にかかったとき『「まじめ」は寿命を縮める「不良」長寿のすすめ』(宝島社新書)というご著書をいただきました。8年前のことです。

お会いした場所は銀座のクラブでしたし、時刻も相当遅い時間です。まさに不良長寿を実践している感じでした。そしてまたこの本の内容が私の生活そっくりの部分もあり、これは私も長生きできるな、と思いましたが、その通りになっています。

先生は不良長寿の3本柱は「笑い」「ストレス発散」「動く」ことだと書いています。

また「ねばならぬ」という考えが免疫力を弱めるならば、能天気な心をもつほうが長生きする、ともおっしゃっています。

まじめな人ほど「8時間寝なければならぬ」「睡眠負債をもってはならぬ」と思うようですが、私にいわせれば、かりに金銭負債を返却するために短時間睡眠がつづいて睡眠負債がふえても、気分が明るくなるほうが、よっぽど長生きすると思います。

睡眠負債を悩むような人は、もしかすると生活の上位者ではないのかもしれません。経営者や富豪は、どんなに忙しくて寝る時間がなくても、金がどんどん入ってくるのですから、心はウキウキです。だから新聞の死亡欄に名前が出る頃には、90歳近くの年齢になっているのです。

私は40代には、それほど睡眠に気を遣わずに働くほうがいいと思います。奥村先生のように、笑いでストレスを発散し、身体を動かすほうが免疫力を高めるのではないでしょうか？

補聴器が認知症を防ぐ！

「人の話がよく聴こえない、だから話の輪に入れない」という高齢者は、驚くほど多いようです。私の周りにもそんな人は大勢いますが、家族や知人が話の仲間に入れてくれないため、仕方なく隣室のふとんに潜り込むことになるのだ、といっています。

ところが話の中身はよくわからなくても、笑い声だけはよく聴こえてしまうのがつらい点で、自分の老化を自認してしまうことになるのです。

これが繰り返されると次第にあきらめから無口になり、話を理解する気もなくなります。こうして老いを悲しみつつ、ボケの第一歩が始まるケースもあるといいます。

つまり家族や親しい仲間から「聴こえない、すなわち理解できない」と誤解され、本人もその気になってしまうようです。

もちろんこれらの人は、補聴器をつけています。

しかしほとんどの人は「補聴器でもよく聴こえない」と思っています。私自身も補聴器を使っていますが、自分に合うものを探し出すには、結構、金と時間を費やします。

ほとんどの人はこれが面倒くさくなり、また費用もびっくりするくらいかかるので、途中でやめてしまうか、家族からやめさせられてしまうのです。

しかし大きく考えれば、認知症になったら金銭だけでなく、時間も労力もかかるのです。

さらに一番大事な「家族団らん」が失われます。

そう考えると、補聴器の大切さがわかるでしょう。

この補聴器は入れ歯と同じく、高齢者の二大武器の1つです。

私にいわせれば、健康食品や美容食品、それに痩身のための食品や器具より、こちらの二大武器のほうがはるかに大事だし、必要欠くべからざる武器です。

かりに補聴器をつけたことによって、家族との会話が復活したり、テレビのニュースやドラマを見て笑ったり、怒ったりできるならば、明らかに老化は止まる、いや止まったのです。

私も数年前からつけていますが、家族以外誰一人気づきません。

私が現物を見せないと、会社の社員も気づかないくらい、いまの補聴器は進歩しているのです。

それに聴こえているのに気づかないふりをしたり、私に聴こえていないと思っている人たちに、突然返事をして、びっくりさせることもできます。

これで笑いをとるのですが、こういう遊びは気づかないうちに若返りをもたらします。

入れ歯は笑いのタネになりませんが、補聴器は着けたり外したりできるので、周りを笑顔にすることもできます。

この器具によって会話が復活できるとしたら、頭脳が死ぬのを相当先に延ばすことができるでしょう。元気のタネだと思います。

何種類もの薬を飲むことは相当危険!

最近の高齢者は薬漬けです。

恐らく10種類近く飲んでいる人も少なくないはずです。医師の学会の報告では、75歳以上になると10種類以上飲まされている人が30%に上るそうです。

私の長年の友人だった辰野高司氏は、東京駅の設計者・辰野金吾の孫ですが、日仏薬学会会長を長年務めていました。88歳で亡くなりましたが、**私には「3種類以上の薬の飲み合わせはしてはいけない」と、いつも注意していました。**

というのも、薬品は厖大にあるので、組み合わせ実験がなかなか進まないそうで、やっと3種類まで何とかたどり着いたところだ、と話していました。

それから10年以上たっているので、もう少しは進歩したでしょうが、10種類を飲み合わせるなどとんでもなく危険でしょう。

医者によっては「歩くのがいい」と日に1万歩歩くことをすすめますが、医学的には正しくても現実には10種類も薬を飲んでいるのですから、薬の副作用でふらつき、歩いているうちに転倒など当たり前のように起こっています。これにより寝たきり老人になるのですから本末転倒です。

それくらいの副作用ならまだましで、食欲不振、便秘、排尿障害やうつ、せん妄《もう》（頭が異常に興奮したり、ボーッとする症状）となると、いっぺんに高度の老人性症状です。

本来なら病気を治すために飲む薬によって、新しい病気が発生してしまうのです。

私は現在、やや血圧が高めですが、薬を飲むのをやめています。ところがやめたことで長年の高血圧が正常値に戻ってしまいました。

87歳で薬は1種類も飲んでいませんし、栄養補助剤も一切使っていません。つまり、口から嚥下《えんげ》するもので、薬品と栄養医薬品類は、なにも使っていないのです。

それらが身体にいい、悪いというのではありません。

私は使いたくないだけで、使う使わないは自由でしょう。

それらを使ったら快調だ、というなら使うべきですし、私自身うらやましいと思います。

ところが私はこの年になるまで、自分の身体を実験台に、さまざまな健康食品を使ったりやめたりして、身体に与える影響を注意深く見てきました。というのも、マスコミ人という職業柄、本当にたくさんの健康飲料、食料などを頂戴するからです。

その結果、とってもとらなくても同じだったという結論に達したのです。

さらにここ数年間は、毎日出勤していても風邪ひとつ引きません。

それも朝の出勤は電車、帰宅は9時以降なら車、とひそかに決めていますが、社員たちからは帰りは何時でも車にしてほしいと、お叱りを受けています。

たしかに風邪引きひとつが命取りになる年齢です。それだけ注意をしているつもりですが、あまり自信過剰になってはいけないと、自分を戒《いまし》めています。

ただ「こういう87歳の男もいる」ということを知っていただきたいのです。

身土不二《しんどふじ》という食べ方で健康を保つ

私ほどの年齢になると、あと何年生きなければならない、というきびしい目標があるわけではありません。ただ、このあと最終章で述べる、松本清張先生と約束した「第2の人生40年」を達成するとなると、作家に転身したのが55歳なので、95歳がゴールです。

多分、そのゴールまで歩きつづけられるでしょうが、それも寝たきりだったら、約束を果たしたとはいえません。書きつづけ、出版しつづけてこそ、あの世で胸を張って先生と会えるわけですから、私には「健康で仕事がつづけられる」ことが目標になっています。

そこでたったひとつですが、私は「身土不二」という食生活を実行しています。

実行しているというと大ゲサですが、できるだけこの食養法を実行できるようにしているつもりです。

この身土不二とは「自分の生まれた土地、育った土地の食品が身体によい」という意味です。

「身体と土地はつながっている」という意味合いでしょうが、私は東京下町の東京湾近くの生まれです。

母は千葉県の九十九里浜、父は群馬県出身なので、いわしを含む小魚、貝、大根、キャベツ、ねぎ、落花生、豆類、ほうれん草、豚肉、鶏肉などが、私の身土不二的食物といえるでしょう。

私のいわし好きは、友人知人の間で結構有名になっていますが、小骨ごと食べられるので、カルシウムをとることになります。また本当は牛肉が食べたいのですが、できるだけ豚肉をとるようにしています。

それこそ、とんかつと豚肉のしゃぶしゃぶは大好物です。また落花生は戦時中から戦後にかけて、千葉県に疎開《そかい》していたこともあり、家族で栽培していたほどです。

いまは少なくなってしまいましたが、どじょうも田の中にいくらでもいたので、古くさいようですが、どじょう鍋も好物のひとつです。

こうしてなるべく土地のものを食べていくと、それほど病気にならない気がします。

私は味噌汁だけは毎朝、なるべく欠かさないようにしています。

また豆からできる豆腐や納豆も好物ですが、枝豆も含めて、豆類は日本人に合った低脂肪、高たんぱく食品なので、誰にも合う食品ではないでしょうか。

当時としては悲惨でしたが、いまとなると幸運な気がします。私は食糧不足の戦前、戦中、戦後で、自分の体型ができ上った気がします。

太りたくても食糧がなかったので、やせ型が基本になっています。

何とか太ろうとしても無理でしたが、これが幸いしているのかもしれません。

身土不二の考え方は明治時代の食養学者、石塚左玄が提唱し、桜沢如一《おうさわじょいち》が発展させました。桜沢は元々日本にいた頃は「さくらざわ」という名字の読み方でしたが、大成功したフランスに行ったとき、彼らが発音しやすいように「おうさわ」と読むようにした人物です。

フランス料理にも、この考え方が色濃く受け継がれているといわれていますが、だからフランス人には極端に太った人がいないのでしょうか。彼の食養術を学んだらいかがでしょう？

「何歳で死にたいか」を決める

私はできれば95歳まで仕事をして、ピンピンころりと逝きたいと考えています。

おそらくその年まで生きるとしても、睡眠時間はいまと変わらず、1日6時間くらいだと思います。安眠できればそれで十分だからです。

結局、多くの人は、ただ長く生きることだけを願っているような気がしてなりません。

また医師は、患者が何歳であれ、病気を治す責任があるため、いろいろな治療や薬品を使いつづけ、最後には胃瘻《いろう》で生かすことになります。

私は万が一、そういう状況になったら、家族に胃瘻など延命治療は断ってもらいます。

胃瘻について知らない人もいるかと思うので、簡単に説明しておきますと、口などから食物・水分の補給が困難になった場合、胃壁と腹壁に穴をあけ、チューブを取りつけて、直接胃に栄養剤を注入する方法です。

日野原重明先生はこの延命治療を勧められたそうですが、はっきり断ったとか。私も先生を見習いたいと思います。

結局、自分が生きている意味を考えて、何歳まで生きたいと、心に決めることが大切だと思うのです。

もちろんその通りにならないことがふつうでしょう。日野原先生がいっていたように、生は死への挑戦であり、死もまた生への挑戦です。挑戦した結果は、自然に任せるべきで、あえて寝たきりになってまで生かされるのを私は望みません。

それこそあの世で、清張先生に「60年間書けませんでした」と報告すればいいだけの話で、私を待っている知人、友人、肉親は大勢いるのです。

むしろにぎやかに迎えてくれるでしょう。そう思えばこそ、私は自分の信じる自由睡眠法で、自分に与えられた仕事を淡々とこなしつつ、生きていきたいのです。

ところであなたは、何歳まで生きたいのでしょうか？

今日現在、何歳かは1人ひとり異なるでしょうが、まずは「元気で〇歳を迎える」こと

を目標にしましょう。

すでに病身の方でも目標年齢を決めるだけで、病気の進行を遅らせられる気がします。目標年齢ではありませんが、藤原審爾《ふじわらしんじ》という作家がいました。女優の藤真利子さんの父上です。『秋津温泉』という名作を残し、『罪な女』などで直木賞もとりましたが、若くして結核となり、私が伺うと、いつでもふとんの上での生活でした。

同じく『セロひきのゴーシュ』の童画を描いた茂田井武《もたいたけし》も死ぬまで結核を患い、私が伺うと、いつでもふとんの上で作品を描いていましたが、2人とも「作品を仕上げる」という一念から、思いがけない年齢まで生き抜いていったのです。

できれば「その年齢になるまで」に「仕上げたい仕事」があれば最高です。子どもや孫が何歳になるまで生きる、という目標でもいいでしょう。

そしてその年齢を胸にしまっておくのではなく、周りの人たちに公言することです。ここがコツかもしれません。

西行法師を見習ってみる

私は西行法師が好きです。

西行法師はもともと鎌倉時代初期の武士でしたが、のちに出家して、漂泊の旅に出た歌人でもあります。

この西行法師は73歳という、当時としては桁違いの長生きをしましたが、彼は死にたい季節、それも桜が満開の満月の夜に死にたいと、すごく贅沢な願望を抱いたのです。

「願わくば　花の下にて　春死なん

そのきさらぎの　望月のころ」

この歌の通り、太陰太陽暦ではきさらぎ（現在の4月上旬）の満月の夜、桜の木の下で座禅を組んだまま、寂滅《じゃくめつ》（死）したのです。

彼は何歳まで生きていたいというのではなく、どの季節のどういう環境で死にたいか、を目標にしました。

実は登山家や画家の中にも、季節を死期の目標にする人がいると聞いたことがあります。

彼らは何回もそこに行っているので、四季のうちのどれがすばらしいかを、よく知っているからでしょう。

私たちは毎日、毎晩の眠りには熱中しますが、永遠の眠りに対しては、意外に真剣ではありません。

しかし近頃は、どこで死ぬかも重要になってきました。

かつては自宅で死を迎えるのが、多くの人たちの願望でした。家族も集まれるし、病人も自分の部屋なら安心だったからです。

ところがいまは、ほとんどの家族が病院での死を望みます。

高齢者であれば、老人ホームもありがたい場所です。

しかし昨今は、なかなかそうはいきません。病院にベッドの空きがないからです。

こうなると家族が大変ですが、自宅で永遠の眠りにつく方がふえていくことでしょう。

認知症の患者であれば、よけい大変です。

夜間に徘徊する高齢者がいたら、家族は悲鳴をあげてしまうでしょう。

こうなったら、美しい死を待ち望むのは不可能です。

ところが認知症になる確率は、間違いなく上昇中です。

おかげさまというべきか、私も家内も80代だけに、かりにいま認知症になったとしても、そう長い年数ではありません。その点「子孝行」といっていいでしょう。

また私自身は、睡眠の仕方を早くから研究してきたことで、多分、認知症にならない自信をもっています。

西行も認知症にならずに、最高の死を迎えていますが、できるだけ早くから死を楽しいものと考えたほうが、うまくいく気がします。

私はにぎやかな雰囲気が好きなので、遠い墓地より、家族や知人の多い自宅近くの墓地の樹木葬でもいいのですが。私は墓地を早く決めると、早く逝くと信じているので、まだ当分は決める気持ちはありません。

90歳で稼げるなら、めでたい

私は「減る」「減らす」のがきらいで「ふやす」のは大好きです。

食事の回数も3食から4食にふやしましたし、肉食も減らしていません。髪の毛も、そう少なくなってはいないようです。

お世話になっている美容師さんには、私が自分で見えない頭のてっぺんが薄くなったら、すぐ教えてくださいね、と頼んであるくらいです。

仕事の量も、このところほとんど減らしてはいません。

むしろ講演やセミナーをふやそうか、と思っているくらいです。

これはボケない最高の方法だと思っています。

年を重ねてくると、誰でも遠慮がちになります。それこそ家族に対しても、

「風呂に入ってもいいかね」

と遠慮しながら入ることになります。

私は将棋の素人四段ほどですが、面白いことに若い頃は、飛車や角を大きく動かしていたのに、最近は桂馬や香車の動かし方に熱中しています。

将棋も大駒を遠慮してしまうのです。

これは以前より、何かにつけて、他人の世話になることが多くなったからだと思うのです。しかしそれでも私は毎日会社に働きに出ており、帰宅は毎晩深夜です。

それだけではありません。土日は近くの仕事場で夜まで書きつづけています。家でも会社でも、遠慮する必要はサラサラありません。

その私でさえ少し遠慮するくらいですから、まったく稼ぎのなくなった男たちは、もっと家の中で小さくなっているとしても仕方がありません。

作家の佐藤愛子さんは『九十歳。何がめでたい』（小学館）を書いていますが、とんでもない。90歳で大ベストセラーを出しているのですから、彼女以上にめでたい人がいるでしょうか？　同じ作家の曽野綾子さんも私と同じ年の生まれですが、まだ新刊を出しつづけています。夫の三浦朱門さんは作家で文化庁長官までつとめましたが、91歳で大往生でした。

作家は画家よりも早死といっても、最近の作家は平均寿命をラクラク超えて、書きつづけます。恐らく私と同じように「減らす生活」がイヤなのでしょう。

私は定年を迎えた人たちに「新しい仕事をつくれ！　1円でも稼げ！　人間とつながれ！　社会とつながれ！」と口を酸っぱくしていっていますが、ともかく現役の生活がゼロになったら、認知症への道を歩くことになってしまいます。

「減らすな」は現金、貯金でも同じことで、自分の頭脳と体力のすべてを使って、なるべくふやす努力をすることです。

すると収入だけでなく、健康も手に入れることができるでしょう。

そのためには早ければ40歳から、遅くても50歳から、自分の体質の長所と欠点をよく知ること。そして長所を使って定年後にも働けるようにしていくことです。

90歳まで稼げる体力と知能を保てるよう、寝る時間を1分でも削って、努力してはどうでしょうか？

スマホを使うほど、寿命が延びる？

あなたはスマホをどの程度、活用しているでしょうか？

スマホ時代がやってきたことで、10年は私自身の寿命が伸びたと思っています。

残念ながら私は現在、パソコンは使っていません。パソコンの文字の大きさが、私の視力に合わなくなってしまったからです。

とはいえ、パソコンを捨てる気はまったくありません。というのも、作家の落合信彦の息子で、天才といわれる落合陽一氏率いるピクシーダストテクノロジーが広視野角・網膜投影メガネを研究しているからです。

これができ上がると、視力に関係なくよく見えるようなので、楽しみにしています。

それはともかく、中年期に差しかかったら、パソコンよりスマホを自由自在に扱えるようにすべきです。

なぜならいまではスマホ1台で、仕事からプライベートまで、すべてがこなせるからです。さらに考えると、パソコンを持ち歩くのは少々重いので辛くなります。

その点スマホはどこでも使えますし、ときにはパソコン以上の働きをしてくれます。またベッドに入ってからでもアマゾンやヤフーから情報が取れますし、電話、メール、ツイッター、フェイスブック、ブログ、メルマガ、ライン、メッセンジャー、翻訳などなど、私には最高の情報ツールで、これらを見るだけでも1時間以上かかります。

それに「ＡｂｅｍａＴＶ」でニュースを見ていれば、大型テレビを見る必要もないくらいです。

ところが総務省の調査によると、スマホの20代保有率が94・2％に対し、60代はまだ33・4％です。それもインターネット利用率は15・9％と、ほとんど利用されていません。これでは60代から認知症予備軍になって当然です。

おそらく、かりにこれで情報を得たところで、誰ともつながっていないため、意味がないという見解なのでしょう。

逆にいうと、友人たちとつながっていれば、新しいニュースをすばやく得たところで、それをワイワイ楽しめます。つまり会話が断然ふえるのです。

これは面と向かって話すことに似ています。ラインはほとんど会話であり、もし面と向かって話したければ、それも簡単です。

前にアメリカ人の家庭はパーティがあるので、会話量が多く、認知症になりにくいのではないかと書きましたが、これを日本でするとすれば、このスマホがその役目を果たしてくれます。

つまりスマホを活用している人ほど、ビジネス上の現役であり、会話量が多いということです。これは男女に共通します。

いい換えれば、スマホを活用できる人ほど頭脳活動が活発であり、ときに自分でビジネスを展開できるのです。ネットビジネスはなにも若い人の独占分野ではありません。

わかりやすくいうと、スマホを毎朝100%充電したとして、寝るまでにそれが0になるまで使えるようになれば間違いなく認知症は遠のくでしょう。ちなみに私はスマホを2台持ちなので、毎日の充電量は200%です。恐らく87歳では日本一だと思います。

「金銭」「恋愛」「料理」「仕事」の4項目の満足度を意識する

昔から（1）金銭、（2）恋愛、（3）料理の3項目に興味をもつ人は、長生きタイプといわれてきました。その理由は――

（1）金銭好きほど、夜1人になってから、お金の計算をする
（2）恋愛している人は常に夜の睡眠が少なくなる
（3）料理好きの人は夜、酒を飲みながらゆっくり食事するので、寝るのが遅くなる

つまり人生の三大楽しみを満喫できる人ほど、長生きできる、というのです。

これは、人生の真理です。

お金がなく、それだから恋愛ができず、そうなると1人寂しくコンビニご飯、という悪循環になりますが、これでは話し相手もいないので、早寝するしかありません。

こうなると、まさしくボケが早まることになります。

一見すると早寝になるので健康によさそうですが、現実は違います。

人生はやはり楽しくなければ、どんな人でも気分が暗くなります。そうなると、うつになる危険性も高いでしょう。

このタイプには「がんばれ」の励ましは禁物です。すでに働きたくても働けない状態ですし、恋愛したくても、その勇気が出ません。

ここでわかるのは、ともかく時間に関係なく楽しめる人ほど、体内活動も頭脳活動も活発になるということです。

私はこれまで自分の子どもにも、会社の若い人たちにも、「もう遅いから早く寝よう」とか「明日が早いからもう帰ろう」といったことがありません。

せっかくそこで楽しんでいるのだったら、とことん楽しませたほうが、全身が満足するものです。そこを「早く寝よう」とせっついても、その不満を抱きつつベッドに入っても、ぐっすり寝られないでしょう。

不満を抱きながら8時間寝るのと、楽しかったと満足して5時間寝るのと、どちらが価値のある睡眠なのか？

この答えはいうまでもないでしょう。

私は20年間ほど、毎週激しい取材合戦で明け暮れる週刊誌の最前線にいましたが「取材がうまくいかない」という報告を聞いて床につくのと、「うまくいった」という報告を聞いて寝るのとでは、朝の起き方が大きく異なったものです。

それこそ不満を抱えて8時間眠っても、眠った気がしません。反対に満足たっぷりで寝たときは、3時間でも十分です。

私の場合は「金銭、恋愛、料理」にもう1つ「仕事」が加わって、4項目に興味をもってきたから、長生きになったのだと信じています。

つまり睡眠の内容をよくするには、これらの項目を、いかに満足させるかにかかっているような気がします。寝るのが遅くなろうが、朝になろうが、そんなものは関係ありません。

これからは読書する人が増え、平均睡眠時間が減る？

「週刊新潮」（平成29年12月7日号）によると、百寿者の多くが趣味に読書を挙げると、記されています。「100歳を超えても日がな一日読書に耽《ふけ》るくらいだから、認知症とは無縁」と書かれており、何人もの長寿者が紹介されています。

医学的な見地からの読書の効用も、筑波大学名誉教授の朝田隆先生は「新たなことを学び続けようという姿勢が、アルツハイマーの予防、治療に重要だ、ということがわかっています」と語っており、**本や新聞を読んで新しいことを知りたい、という姿勢が前頭葉を活性化するようです。**

ただし、テレビを漫然と見ていても脳は活性化しないようで、新聞も読むのが習慣化しているケースが多いので、読書ほどの力はないようです。

私はこの意見に全面的に賛成です。特に私は、単行本や文庫を読んでいる人は、読まない人たちより、睡眠時間やボーッとしている時間が少ないことに注目しています。

誰でも経験しているように、面白い小説は、時間の過ぎるのを忘れさせる効果があります。

夫婦の間でも、

「昨日は遅くまで起きていましたね」

「ああ、佐伯泰英の新刊が面白かったんで、1冊読んじゃったよ」

こんな会話が、ときどきあるのではないでしょうか？

私は多くの専門家の意見と違って、もしかすると今後、認知症になる人はそれほど多くないのではないかと思っています。

それは高度教育化のプラスが、これから出てくるからです。

私は昭和24年（1949）に大学に入学し、28年（1953）に卒業していますが、このときの大学進学率は、たしか5％くらいだったと思います。

美智子皇后のご成婚は昭和34年（1959）4月10日でしたが、このとき皇后が聖心女子大という四年制大学を出ているというので、それまでの短大から四年制大学に入る女性が、少しずつふえたのです。

「女性自身」は、これを好機と捉えてご成婚前年の1958年末に創刊されたのです。

それから60年たっています。

このことは読書習慣から考えると非常に重要です。大ざっぱにいうと、女性が読書習慣をもつようになったのは、この時期に新しい教育を受けた人たちからなのです。

というのも、それ以前の人たちの多くは総ルビ、つまりすべての漢字に、カナが振ってある本や雑誌を読んでいたからです。それに、雑誌・単行本は高価でした。お金のない人は貸本屋で借りてきて読んだものです。

つまり現在の高齢者は、若い頃に読書経験が少ないだけに、夜になるとテレビを見て寝てしまうという、前頭葉を活性化しない人たちが多いと考えられるのです。

そう考えると、読書時間を多くもつ人々がこれから高齢層になるので、睡眠時間はいまより減るのでは、と私は期待しています。

「音」「光」「交際」「仕事」を大事にしよう

天皇陛下が「生前退位」のお気持ちをテレビメッセージで表明したのは平成28年(2016)8月8日のことでした。

これが一般企業であれば、翌年の決算会議のあと認められて、会長なり顧問になるのがふつうでしょう。

ところが天皇ともなると、現実に退位できることになるのは平成31年(2019)4月30日です。3年近くかかります。

このことは一般高齢者には、なかなか当てはめられません。

84歳ともなると、いつ体調が悪くなるかもわからないからです。

ところが宮内庁も政府も、そんなことは一切考えていないようです。

このことは両陛下と同じように、忙しい日々を過ごしている一般人でも、長生きを予定することができる、ということではないでしょうか？

ある新聞に84歳の男性の話が載っていました。この男性は１９６４年の9月、国立競技場で行われた東京オリンピック開会式のリハーサルに参加しています。

この男性は「一生のうちに五輪を2回も体験できるとは」と、そのとき87歳になっているにもかかわらず、生きていることを既定事実のように話しています。

睡眠の過不足は別にして、80代で3年も4年も先を予定できるほど、日本人の寿命は延びているのです。

平均寿命の比較的長い都道府県、認知症の少ない都道府県は、ある程度一致しているという人もいます。その理由は「刺激」です。

刺激のある地域、つまり都市に住まう人ほど長生きすることになります。

刺激というと大都会が有利になりますが、認知症では、ほぼその通りになっています。

刺激といえば「音、光、交際、仕事」でしょう。この反対に無刺激となると、「静寂、闇、ひとりぼっち、暇」となります。しかしこの文字をじっと見つめていると、大都会だから刺激を受けられるとはかぎりません。

大分昔の話になりますが、内山田洋とクールファイブというグループの「東京砂漠」という歌がありました。

「あなたがいなければ東京砂漠……」、つまり大都会でもつき合う人がいなければ、無刺激の無人の砂漠と同じ、ということなのです。

たとえ過疎の村であっても村人と、もしその村人がいなければ犬や猫とでもつき合っていけば、刺激を受けるのです。

私はかつて戦争中に疎開した頃、友人ができなくて、飼っていた猫と鶏と遊んでいた時期があります。そこに家ねずみに小鳥も加わると、にぎやかすぎたくらいです。

どうしたら音と光、交際、仕事をふやせるか。できれば60歳からは長時間、暗闇で寝ていないで、むしろ明るくして仕事をしましょう。

どんな仕事でも、安い賃金でも、刺激が長い高齢時間を救ってくれると思います。

朝の起き方はプラス思考で！

「睡眠で一番大事なことは、長時間眠るというより、起き際だ」という人が私の周りには何人もいます。たとえば目覚ましアラームが鳴ったとき、パッと飛び起きられる人は、睡眠のとり方のうまい人です。このとき、

「ああ、もう朝か」

と目覚ましを止めても、そのまま床の中でダラダラしていると、長時間寝ていても、ぐっすり眠った気になれません。

〝すべてはその瞬間の5秒にある〟

という言葉があります。

上司から仕事を頼まれたとき「この忙しいのにまた仕事か」と瞬間的に思ったとしたら、

その気持ちは上司に伝わって「こいつはダメだな」と思われることになります。

男でも女でも初対面の瞬間に「タイプだ」と思ったら、そのつき合いはうまくいくといわれます。

つまりどんなときにも5秒以内に、プラス思考になるかマイナスパフォーマンスになるかで、身体の動き方は大きく変わるということでしょう。

特に目が覚めたときの気分は大切です。

歯科医でもあり、ベストセラー作家の井上裕之先生も「就寝よりも起床を大切にしよう」といっています（『なぜ、あの人の仕事はいつも早く終わるのか？』小社刊）。

起床時間を身体に覚えさせなさい、ともいっていますが、私もその通りだと思うのです。

私の場合は寝る時間は日によって変わっても、起きる時間は一定しているので、その時間に身体が反応してしまうのでしょう。

だから、再びうとうとすることなく、すぐ起きて着替える体勢に入れるのです。

もしかすると人によっては、起きるときにマイナス思考に陥っているのだと思います。

「もうちょっと寝ていたいな」と思ってしまうと、身体のほうがダラけてしまい、いやいや起きることになってしまいます。

この起床習慣ができ上がってしまうと、定年後が大変です。

仕事がなくなってしまうのですから、何時まででも寝ていられます。

おそらくこのタイプは「朝寝をうとうと楽しむ」という習慣がついていき、結局これがつづくと、認知症の前段階になってしまうのではないでしょうか？

私は身体の芯が重要だと考えています。起きているなら、椅子にだらしなく座っているのではなく、立ったり歩いたりして、芯を真っすぐにすべきだと思っています。

寝ているときもだらしない寝方になるのではなく、いつでも何かあったら飛び起きられる型で寝ていれば、芯が保たれます。

だらだら、ぐずぐずという寝方は、起きていても椅子にだらしなく座っているのと同じことだと思います。

睡眠時間も大切でしょうが、きちんと起きられる寝方のほうが大切だと思うのです。

一度は疑いなさい

極論するならば、医師のいうことはすべて正しいでしょう。

「6時間睡眠を2週間つづけると、脳は2晩徹夜と同じ状態になる」と、ある医師団の研究で発表されましたが、それはその通りでしょう。

ただ、だから早く死ぬかといえば、それは明らかに間違いです。

その6時間睡眠が毎晩楽しいものであったら、むしろ精神的に明るくなるからです。

いや、それほど楽しくなくても、週刊誌や他のマスコミで働く人たちの中には毎週2晩徹夜している人はザラにいます。

かくいう私も何十年間、毎週2晩徹夜どころか、他の5日間も夜半まで働き、遊びつづけてきたのです。他の週刊誌の編集者、取材記者、カメラマンも、ほとんど同じです。

もちろん早く死んだ人もいるでしょうが、睡眠負債で死ぬのではなく、深酒や煙草の喫いすぎも多いはずです。消化器・循環器センターの医師の診断では、むしろそちら系の病気が死因だというでしょう。

厚労省が2015年に20歳以上の男女7066人を対象に行った調査では、全体の約40%が「睡眠時間が6時間未満だ」と回答したといいます。

果たしてこれら40%の男女は、早死しているのでしょうか？ かりにがんになったとしても、それが肉の食べすぎや、煙草の喫いすぎあるいは、いわし、さんまの焼け焦げの食べすぎが原因ではなく、睡眠不足が原因だといえるのでしょうか？

私はことに今回の「睡眠負債」の話題の出所が、アメリカの大学調査だというところに注目しています。つまり大柄のアメリカ人と小柄の日本人の睡眠時間は同じでなくてはならないのか？ という点です。

いや、体重差でなくても、肉食の多少と睡眠時間の関係はどうなのか――それも医学的に研究されているのだろうか？ 私は何でも疑ってかかる週刊誌の編集長を長年つとめていたもので、そう易々と信じません。

たとえばなぜNHKの「睡眠負債」という言葉を番組で放送してから、日本の医師たちが一斉に「睡眠負債」をいい出したのか？　本当にそれが日本で研究されていたのなら、一昨年でも去年でも発表すべきだったのではないか？　テレビや週刊誌で「6時間睡眠」を得意気に語る日本人医師にかかる気は、私にはありません。

もっと突っ込んでいえば、私のよく知るライターや記者が取材して、さまざまな雑誌にこの睡眠負債を書いていることもあって、よけい疑い深くなっているのです。

睡眠時間はもちろん少なすぎてもいけないし、多すぎてもいけない——これが正しい医学的評価なのではないでしょうか？

それを、取材を受けた医師や大学教授が「恐怖の睡眠負債」などと脅かすマスコミにクレームをつけないことが、大きな問題なのではないでしょうか？

私はこのまま行くと、かえって睡眠多量によって、どんどん頭脳も足腰も衰えていく、結局は胃瘻で生かされる人々がふえるのではないか、と恐れるのです。

生活の不安に襲われるのは避けられない！

誰でも上質の睡眠をとりたいものでしょう。

私もどうしたらぐっすりと上質の睡眠をとれるのか、何十年も実行してきました。

医師は最初の90分が大切だといいます。

睡眠にはレム睡眠（身体は眠っているが、脳は働いている）とノンレム睡眠（身体と一緒に脳も休息している）とがあります。

それぞれ90分ずつで、この睡眠を繰り返しています。

眠りはじめはノンレム睡眠なので、この90分をぐっすり眠れば、ずいぶんと疲れがとれるわけです。

ところがこれが、医師のいう通りになりません。

なぜなら特に40代以降になると、いろいろな心配事や不安が夜、寝る頃になると襲ってくるからです。

私の恩師である元・光文社の神吉《かんき》晴夫《はるお》社長は、

「夜は何も考えるな。特にプランを考えてはいけない。そんなプランは絶対使えないぞ。なぜなら暗いプランばかり出てくるからだ」

と、私に注意してくれたのを思い出しますが、神吉さんは10時就寝、午前4時起床という習慣を何十年もつづけていました。

これは朝早く起きて経営のことを考えたほうが、成功のイメージが広がるからだ、と私たち若手に教えていたのです。

これでわかるように、最初の90分が大切といっても、40代以降は――

(1) 仕事の重荷がずしりと肩にかかっている
(2) 家庭の中が不安定になる
(3) 子どもの養育費などで、金銭的に足りなくなる

（4）身体が不調になり、眠ろうと思っても眠れない
（5）定年後の収入を考えると、まったく眠れない
（6）父母の認知症や病気などで、夜起こされることが多くなる

こういった不安が重なります。

特に飲酒習慣のある人は酒を飲んで、無理にでも眠ろうとします。

医師のいうことは正しいのですが、1人ひとり生活が違うため、医師のいうようにはいかないのです。

それならば、身体が疲れて自分からベッドに潜り込みたい、という状況になってからのほうが、一挙にノンレム睡眠に入ることができるのではないでしょうか。

もちろん疲れ果てていれば、8時間でも9時間でも眠ってしまいます。

この睡眠は正しいものであり、上質といっていいでしょう。

ところが一般には、早く眠らないと負債がふえる思い込み、酒を飲んで寝る人たちが多いのです。

しかしこれをつづけていいわけがありません。

私の知っている人たちで一番多いのは、アルコールが睡眠薬で、早く眠ろうとするタイプです。これが現実でしょう。

現実は医師のいうように、暗く落ちついた部屋で、入眠準備をゆっくりとするわけにはいかないのです。

それならいっそ、本当に眠気が襲うまで起きていたほうが、短時間であれ、熟睡できると思うのです。

私はその方法で、22歳から87歳までやってきました。

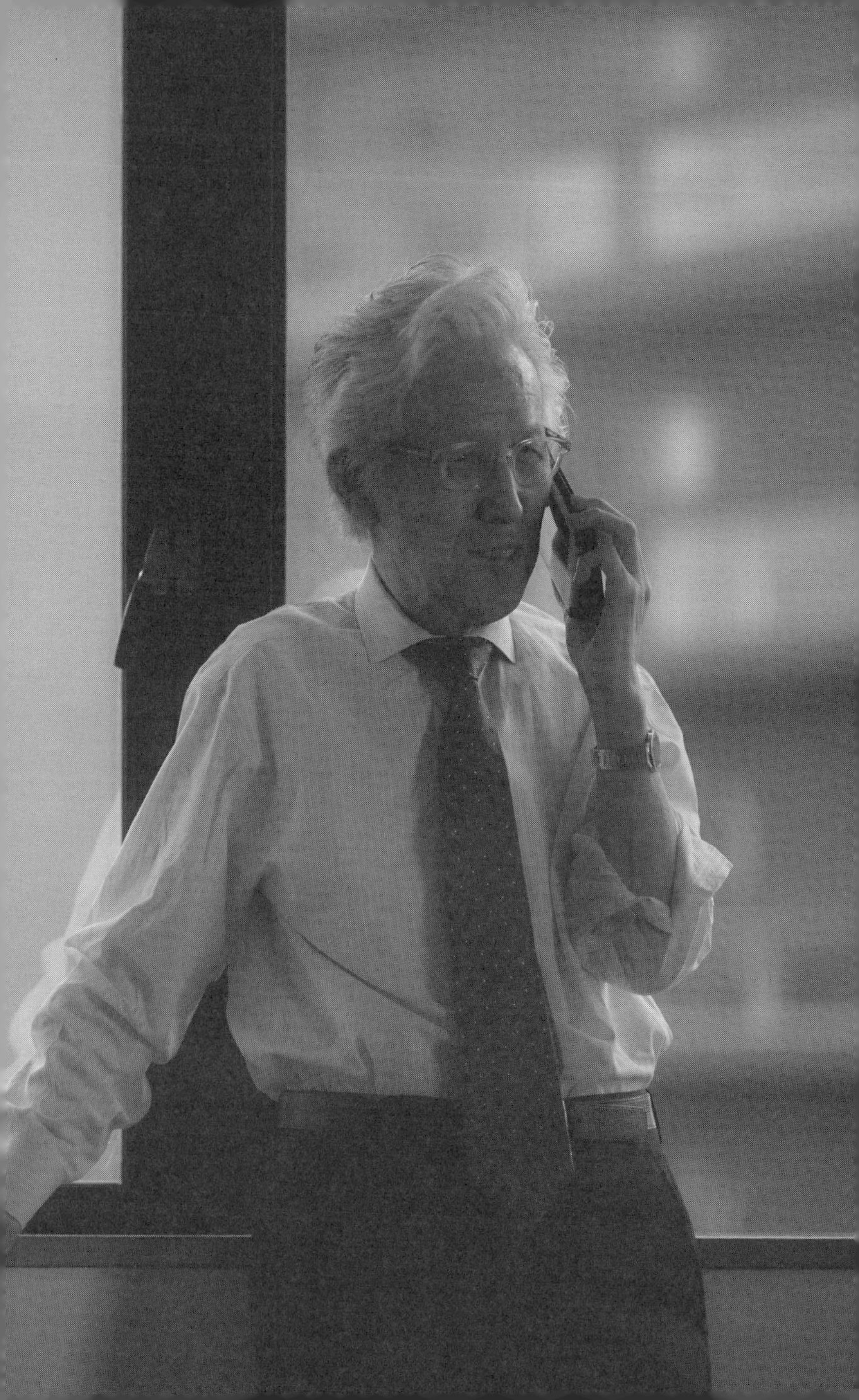

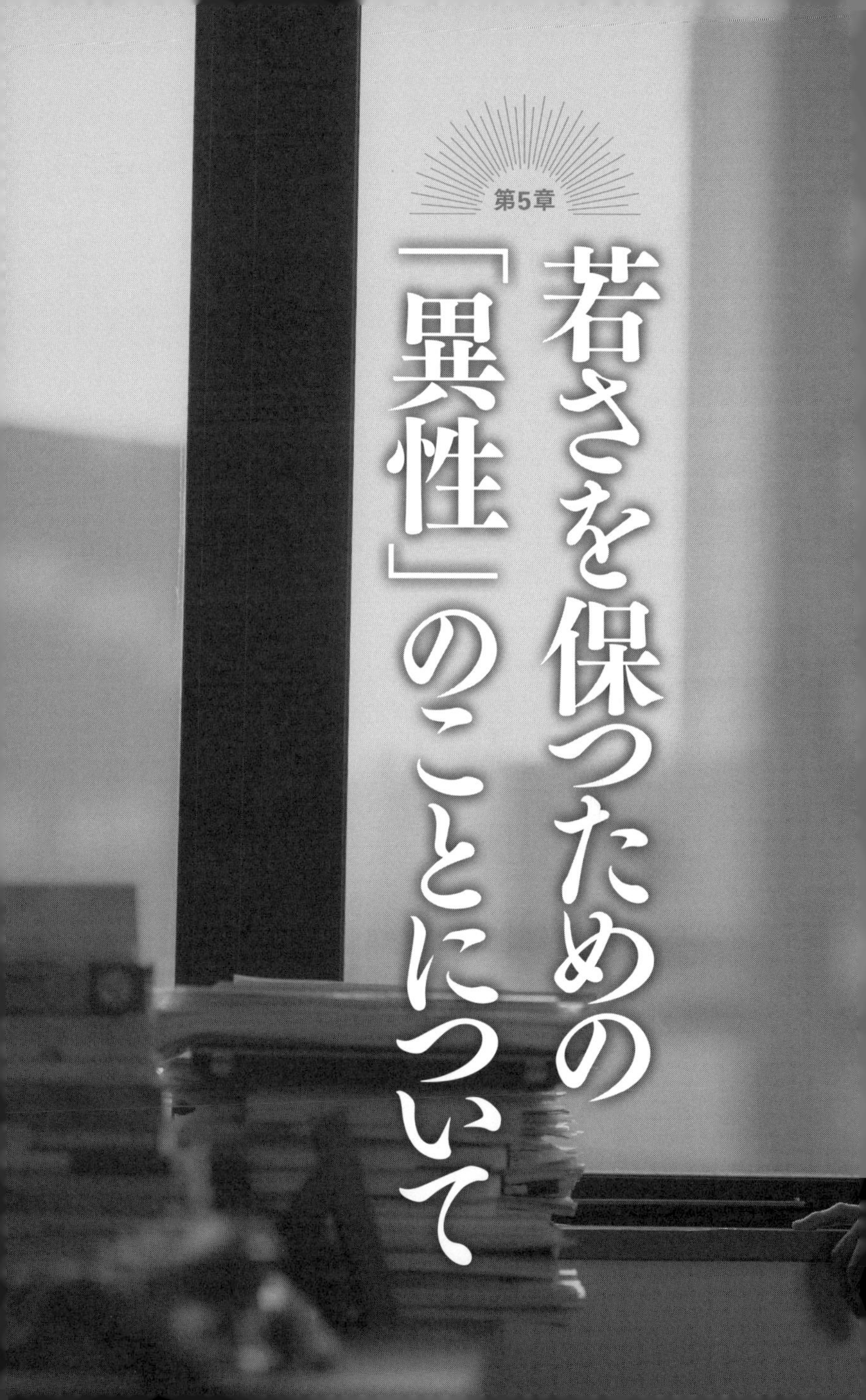

第5章

若さを保つための「異性」のことについて

2人で入浴し、2人でぐっすり寝よう

お風呂に夜入るか、朝に入るかで、その人の睡眠と健康はずいぶん違うと思います。

私は夜型ですが、朝のほうがスッキリする、という人も少なくありません。

おそらくこれは仕事の関係だと思いますが、どちらにせよ、ぐっすり眠れる型を自分でつくるべきでしょう。

家庭によっては、

「食事を先にしますか？　お風呂を先にしますか？」

と奥さんにいわれて、帰宅直後に男性だけ先に入る習慣もあります。

しかしこれは古いタイプで、風呂に入る時間がバラバラだと、ベッドに入る時間が１人ひとり違ってしまい、熟睡しにくいものです。

もちろん外で働く夫にしてみれば、特に夏の間は帰宅してすぐに入りたいでしょう。それはかまわないのですが、妻が毎晩、何時頃寝るのかを知るべきです。

長年女性誌の編集をやっていると、どうしても女性の睡眠の型が気になります。というのは、高齢になって認知症になる夫婦を見ていると、意外にも「入浴と睡眠」が関係あるように思えるのです。

編集部の取材によると、食事や入浴などのすれ違いが長年重なるほど、会話量が少なくなり、結果として夫婦が一緒にいても、孤独生活になっているのです。

当然のことながら、夫は早く寝てしまい、妻は終い風呂にひとり入って寝るという日常になります。もし仕事をしていない専業主婦であれば、刺激が少ない分、ボケる危険性は高くなりそうです。いや、夫もボケるでしょう。

なにも高齢になっても一緒に入浴せよとはいいませんが、働き盛りであれば、風呂場での会話は非常に効果的に思えるのです。

というのは性に関する調査によると、40代の男性のうち82％は「もっとしたい」と回答しているのに対し、女性の62％は「したいと思わない」と回答しています。

一般論として、全世代で男性のほうが欲望は高いのですが、女性は30代を境に、欲望はどんどん低くなります。

これは社会での仕事や育児、家庭の仕事、父母の介護など、生活の中の面倒な部分が、全部女性の肩にズシリとかかってくるからです。

女性は男性より小さい身体、小さい頭脳で、これだけの仕事をこなしているのですから、アルツハイマー型認知症になる危険性は高いでしょう。

これを家庭内で防ぐには、若いうちからなるべく夫婦が一緒にいる時間をふやし、妻の仕事を減らしてあげることです。ただ一緒にいるのではなく、仕事を手伝うこと。私のように食事の後片付け、ゴミ捨てを習慣化することです。

老いを少しでも遅らせるためにも、2人の会話をふやすべきです。

入浴はその意味で大きなプラスになりますし、温まった身体で一緒に寝るのは、疲労をとるだけでなく、熟睡につながります。

単に長時間眠るというより、短時間でもぐっすり安心して眠りたいものです。

心身ともに満足させてから眠りなさい

私は女性問題の専門家だけに、いまでも雑誌などで女性からの相談を受けています。その中で、よくある悩みに「夫の夜が強すぎて、眠りたくても眠れない。どうしたらいいか？」というものがあります。

私は迷わず「夫を満足させてあげなさい」と回答します。その理由は快感があるかないかは別として、夫婦2人とも身体を使うので、ぐっすり眠れるからです。

男と違って、女性は睡眠を非常に大切にします。

なぜなら肌が荒れるのを恐れるからです。

ここが面白いところで、ある睡眠専門医にいわせると、睡眠時間を削ってまで夫婦生活をしなくていい、というのですが、ある婦人科医は、睡眠時間が1時間少なくなっても、性的に満足したほうがお肌に効果的、とはっきりいい切ります。

私は長年女性問題と向かい合ってきているので、婦人科医のいうほうが正しいとわかっています。

つまり人間は感情の動物であり、夫の要求を断って眠ったとしても、睡眠専門医のいうところの、上質の睡眠にはならないのです。

女性は男性よりイライラの感情が強いことは、誰でも知っています。

生理があるからです。

それだけでなく、好きな人がいて愛されていないと、満足できません。

愛されていないと肌だけでなく、感情も荒れてきます。男性もイライラすることはありますが、多くの場合、昼間の仕事上での感情です。

夜までにその感情がなくなることもあるでしょう。

ところが女性のイライラは、夫が仕事から帰ってきて以後のほうが多いもの。それだけに時間も大切でしょうが、感情を穏やかにするほうが、ぐっすり眠りやすいはずです。

これがのちのち、認知症とも関係してきます。

夫との愛情問題をなるべく忘れたい、見ないようにしたい、聞かないようにしたい――ということで、頭脳活動が衰えはじめるのです。

不満にはいろいろあります。それこそ深夜におなかが空いても、イライラします。

このとき午後10時以降は食べてはいけない、という一般ルールを守るのと、一晩くらい食べてもかまわない、と思うのとでは大違いです。

私などは一晩どころか毎晩、午前1時にはホットミルクにパンか、あたたかいうどんを食べていますが、これによってお腹を満たすほうが、イライラせずにゆっくり眠れると思っています。

女性は男性よりも従順に、医師のいいつけを100パーセント守ろうとします。

しかし医師は夫と違い、家計責任者でもなければ、生活の保護者でもありません。

1人ひとりの生活の深部を知っているわけではないのです。

心身の満足感を抱いて眠るほうが、時間は短くても、よほど熟睡できるのです。

男たちは寝たら女性に捨てられる！

2013年のデータですが、米国ワシントン大学などの研究チームが世界188ヵ国の「健康寿命」を調べたところ、日本が第1位だったとか。

これは単なる長寿より、はるかに価値があります。

これによると男性の健康寿命は71・11歳、女性は75・56歳でした。

世界一はすばらしいのですが、現実には、その後健康を失って、寝たきり老人になる期間が非常に長いことになります。

いまの高齢者は結婚したときの年齢差が、約5歳男性が上です。男性29歳、女性24歳が結婚の平均年齢でした。

これでいくと、男性が夫として元気だった期間は、42年間ということになります。

結婚してよろこんでも、ざっと40年間で寝たきり老人になる勘定です。さらに会社の定年年齢を考えると、約62歳が平均でしょう。

すると夫として元気に働いていた期間は、たったの33年間ということになります。

これに対して妻はどうでしょうか？

24歳で結婚して健康でいる期間は50年です。夫が33年間しか働いていないのに、妻はこの夫に51年間、面倒を見たり、奉仕しなければなりません。それも、夫は仕事がなくなってぶらぶらしている期間が約10年、寝たきり期間が10年なのです。

近頃は結婚したがらない女性がふえてきましたが、それはこういったマイナス面が、はっきりしてきたからです。

それでも以前なら、夫が生活費を１００％稼いできましたが、いまはどうでしょう？

妻の稼ぎが生活費に組み入れられているではありませんか。

これでは金銭面から見ても、一方的に女性がソンすることになります。

それでも女性よりおよそ7年早く、81歳台で死んでくれるのが、取り柄かもしれません。

これまで男たちは「俺が食わせてきてやったんだ」と威張っていた面もあり、妻と満足に話もせずに、夜になれば勝手に寝ていました。これによって女性より4歳半早く、病身、認知症、寝たきりになってしまったのです。

こんな調子では下手をすると、まだまだ元気な妻に捨てられて、離婚届を突きつけられるのではないでしょうか？

すでに家族制度は崩壊しはじめています。高齢の単身世帯が激増しているということは、すでに相当数が離婚しているということです。

そしてその実態は、夫が捨てられはじめた、ということなのです。

そう考えたら、毎晩ぐうたら寝ていられないことがわかるでしょう。寝たら死ぬ。しかもその前に、男たちは寝たら捨てられるのです。

その面から考えても、もっと起きている時間を長くして、働かなければなりません。栄養面から考えても、もっともっと働ける身体をもっているのです。

私自身は自分の身体を、90歳でも100歳でも働けるようにと考えて、睡眠を短くしている面もあるのです。これにより頭脳の回転と脚力が人一倍強まっていると思うのです。

もっと起きて、もっと働け！　これが私の若い人に対しての叱声です。

痴的行為も知的時間に組み入れる

多くの人はセックスを「痴的時間」と思っています。

本当にそうでしょうか？　私はそうは思いません。

男にとっても女にとっても、むしろ「知的時間」だと私は思っています。

それこそ若いうちは「発見」の時代です。男女の上半身、下半身が、刺激によってどう変化するかを知ることは、むしろ学問的でさえあります。

次に「欲望」を研究できますし、最後には男女の「快楽」の差を知ることになります。

知的時間をもつかどうかは、認知症と大きくかかわります。

かりに長い期間、性生活をつづけていても、それを単なる動物的行為と思っていたら、頭が死んで認知症になる確率は高くなるかもしれません。

ところが2人で「もっと快楽をふやそう」と、熱心に研究、実践していったら、これはすばらしい知的時間になります。

実はこの基本は、男性からの会話があるかどうか、にかかっています。

それこそ無言で事をすませて、さっさと自分だけ寝るような夫だったら、どうなるでしょう？　私は夫婦共に認知症にかかると思います。

セックス時間を痴的だけで終わらせるか、知的時間にして満足感を得るか――これはそのときだけの問題ではありません。

のちのちの認知症と大きく関わってくる問題です。

画家の多くはモデルを描いて、人体の基礎を勉強します。

優秀な画家はその基礎の中から、エロチシズムを取り出して芸術にします。

まさに女性と一緒にいる時間を、知的時間にしているのです。

いまこの瞬間、私の手元には『愛撫のひみつ』『不倫の歴史』という翻訳書があります。

愛撫、不倫というと、痴的な気分になってしまいますが、実際は教養書です。

これは一例に過ぎませんが、私たちは男でも女でも、下半身だけを使うと痴的になり、上半身、なかでも頭脳まで使うと知的になるものです。

この知的時間をふやしていけば、間違いなく認知症の進行は遅くなります。

そして、なにもむずかしい論文集など読まなくても、男女が一体になって楽しんでいても、頭脳は活発に働くのです。

かりに男性も女性もどうしたら相手がもっと歓ぶのだろうか？　と一生懸命知恵をしぼったら、単に指や性器を動かすだけでなく、頭脳が活発に働いていくでしょう。

私は大学時代ロシア語が専門でありながら、同級生にこんな話をずっとしてきましたが、同級生たちのカンは鋭く、卒業時に私を万年幹事長にしたのです。

「櫻井、お前は間違いなく俺たちの仲間で、一番長生きする。だから一生、幹事長をつとめてくれ」

20代のときのクラスメートの予言は、これまでズバリ当たっています。

単なる男女の戯れでさえも、快楽論として頭脳を活発化させてきたことで、老いも認知症も私には無縁です。

夫婦が常に一緒だと、2人とも衰える

私のこれまでの生活をふり返ってみると、常に多くの人たちとつながってきたような気がします。

20代は作家担当編集者の時代だったので、それこそ日曜まで作家の許《もと》に通っていました。30代からの25年間は、週刊誌などの編集長をつづけていたため、深夜まで多忙な毎日でした。

55歳で編集者からフリーに転身し、全国を回っての講演からテレビ出演、作家、大学講師として200冊以上の本を書きつづけ、ともかく1日として独りになってのんびりする、という日はありませんでした。

82歳からはきずな出版を立ち上げて、今日に至っているのですから、私自身としてはすべての日本人の中で、現役として働いてきた年数ではトップクラスではないか、と自負しているほどです。

何も、自分の半生を自賛しているわけではありません。

そうではなく、できるだけ大勢の人たちと交遊をもつことが、健康と頭脳の回転に必要だ、といいたいのです。

私たち人間は心が弱いので、独りになると、急に気が弱くなります。

そこでいつも仲間と群れる人たちがふえるのでしょうが、私は頭脳を弱らせない点において、異なる世代や職業の人たちとのおしゃべりはプラスだと思うのです。

問題は、それを高齢者になってもつづけられるかどうかです。

私の学生時代の仲間に訊《き》くと、定年後、数年間は以前の仲間と会う機会も多いようですが、そのうち音信不通となり、毎日、奥さんと2人だけの生活になっていくそうです。

この場合、夫婦だけでは会話が成り立ちません。なぜなら男たちは、家庭的な話が苦手だからです。つまり2人でいても、独りと同じなのです。

ここでいかに定年までの生活と似たような環境をつくるか、が老後の大きなテーマになってくるのです。

妻にとってみれば、夫が社会的話題を口にしていれば安心ですし、よしんば話題がむずかしくてわからないにしても、夫の話を聞いているだけで頭脳活動が活発になります。もっと極端にいうならば、夫が何歳になっても働いていてくれるなら、妻の頭脳は活発なのです。一見すると、夫も妻も独りぼっちに思えますが、そうではありません。

何もすることがない夫のそばにいるだけでは、むしろ妻は独りぼっちであり、早く老化します。ここのところが非常に重要な点だと、私は信じています。

「メシ、フロ、ネル」の3つの言葉しか妻にいわなくなったら、その夫がいるほうが妻は独りぼっちになり、急速に頭も言葉も衰えていくでしょう。かえっていないほうが、外で女たちとおしゃべりができる分、若々しくいられるのです。

夫の場合は自分のためにも、妻や家族のためにも、死ぬまで社会とつながる努力と工夫をしていかなければならないのです。

寝すぎる男は、離婚される危険性がある

夜帰ってくると、すぐに風呂に入って寝てしまう男がいます。一般家庭では、このタイプの夫が非常に多いはずです。

「結婚生活はメシ・フロ・ネルだ」と豪語する男も少なくありませんが、近頃はそんな夫の終末はボケ老人として、妻から追い出される危険性があります。

女性はおしゃべりです。「男は1日1万語、女は2万語」といって、話すことによって若さが保たれるので、無口な男と一緒にいたら、早く老化してしまうと心配なのです。

男性と女性では老化に対する心配が異なります。

男性は、性的老化の心配と収入の減少が不安です。

それに対し女性は、まず身体と顔、髪の毛などの見た目の老いを心配するのです。

私の長年の友人である美容家、小林照子さんは今年83歳ですが、その若さはすばらしいものがあります。彼女は「100歳化粧」を提案していますが、化粧の仕方によっては100歳でも若々しく見えるといっています。

かりに高齢女性が化粧顔に自信がもてたら、夫に見せるより、女性の友人たちに見せたいと思うのではないでしょうか？

男は自分が老いていくと、妻の若返りにはまったく興味をもちません。ひどい男になると「この色ボケ！」などと怒鳴ることさえあるのです。自分に性的な力が失われたらくやしいのでしょうか、もうだらしなく寝るだけで、ただ老いていくのです。

基本的には女性のほうが長生きするので、妻はこんな情けない夫の面倒を見たくありません。寝たきり老人になる前に別れてしまおう、という気になっても当然です。

2035年には日本人の半分は独身者《ソロ》になる、という説があります。

博報堂の荒川和久さんの説ですが、高齢者は死別でソロになるだけでなく、離婚でもソロになるようです。

これは私の説ですが、これからは高齢になればなるほど、女性から「別れたい」といい出すと思います。男は家のことが何ひとつできないので、若い頃のように威張っていたら、たちまち捨てられるでしょう。

それに仕事がなくなれば、ただの無銭老人です。元部長・元店長ではありません。する仕事もなく、ただ8時間も9時間も寝ていたら、間違いなく寝たきりになります。そうなりそうだったら、妻は遠慮会釈なく別れるでしょう。

私にいわせたら、男は「いまの自分は妻や家族のためになっているか?」と、常日頃から考えるべきなのです。

収入はあるか? 妻を少しでも面倒見ているか? 家族に迷惑をかけていないか——この3点こそ、男が長生きするための条件です。

することがないからテレビを観て寝るというようでは、生きている甲斐も価値もないのではないでしょうか?

何時までも起きて、食事の後片づけや風呂洗い、ごみ捨てなどをして、家族にとって少しでも価値ある男になりましょう。

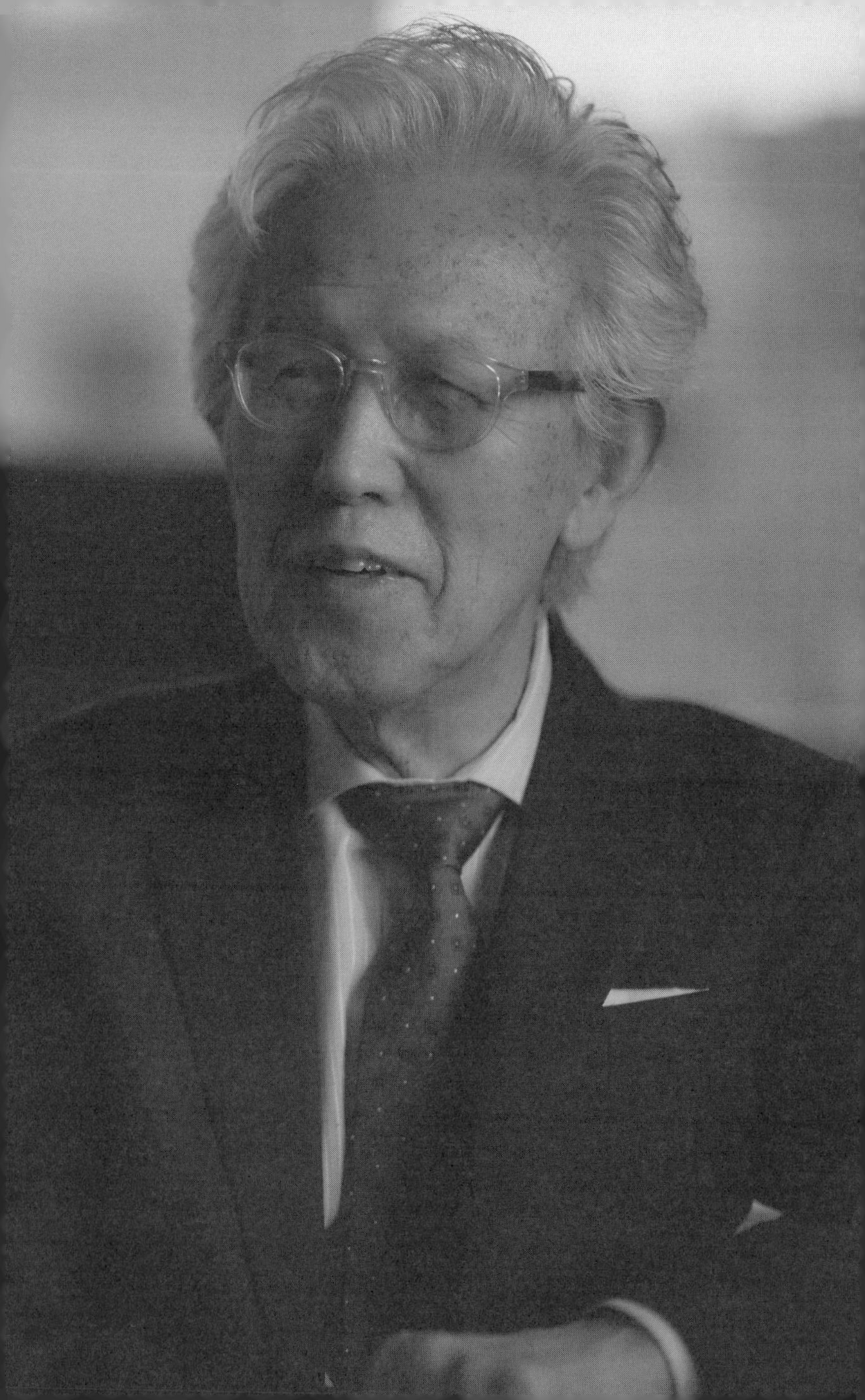

最終章

人生は何歳になっても楽しめる

責任感を持ちつづけるから人生は楽しい

「年をとる」ということは、別の面から見ると「責任がなくなる」ということです。

家庭における責任も果たした、会社や仕事の責任も終えた、ということでしょう。

これらを「しっかり果たしたぞ！」という人は、男女の別にかかわらず、輝かしい老後を送れるのではないでしょうか？

この輝かしい老後とは、旅行であり、遊びであり、人生の楽しみです。

バラ色に輝く人生とは、むしろ最後の10年間くらいを指す気がします。

天皇陛下は平成30年3月現在で84歳です。美智子皇后は83歳ですが、この30年間、責任を十分果たしてのご退位といえるでしょう。

とはいえ「あとはのんびり暮らす」という生活ではありません。もちろん庶民の中には、責任感がなくなり、ゆったり暮らせる人もいます。むしろそれを楽しみに、これまでの半生を懸命に働いてきたのです。

しかし私にいわせれば、最後の最後まで責任感を持ちつづけるほうが、充実した一生になると思うのです。

聖路加国際病院の院長を長くつとめた日野原重明先生は、105歳で亡くなるまで、医師として働きつづけました。

先生には引退という2文字はなく「院長」を引退したあとも「名誉院長」という立場で、さらに責任感をもって患者のために働きつづけたのです。

天皇・皇后両陛下が退位後、上皇・皇太后になっても、一生この国のために責任をもちつづけられるであろうことは、いうまでもありません。

いわば責任感の強い人ほど、頭脳明晰であり、長命だと思うのです。

昔の話ですが、江戸時代の各大名家の、名家老と呼ばれた人たちを考えてもわかります。

薩摩藩の名家老、調所広郷《ずしょひろさと》は江戸時代の後期、もっともむずかしい時代の藩を担った人物ですが、亡くなったのは72歳です。黒田藩（福岡県）の初期、安土桃山時代から活躍した栗山大膳《だいぜん》は61歳。

江戸幕府の老中を担った大名たちも長命です。内藤忠重76歳、酒井忠勝75歳、土井利勝71歳、小笠原長行《ながみち》68歳、板倉勝静《かつきよ》66歳となっています。

ちなみに江戸時代の庶民の平均寿命は30~40歳です。

なぜ平均寿命がこんなに10歳も開く、いい加減な数字になるかというと、もともと平均寿命とは「各年における0歳児が何歳まで生きられるかを統計学的に予想した寿命」をいいます。

江戸時代はおよそ300年もつづいたので、その開きが大きいのです。

2014年に生まれた女性の場合「社会情勢などに大きな変化がないかぎり、平均的に86.8歳まで生きられる」ということで、本来は、1人ひとりの生まれた年の平均寿命と照らし合わせなければなりません。

それにしても昔の家老や老中の方々の寿命は、驚くほど長命です。それは責任感をもちつづけていたからと思われますが、次でいうもうひとつの理由もあると思うのです。

「白く・丸く・明るく」の3原則が重要

私は戦争中、千葉県の母の実家近くの農家に疎開しましたが、そこは東京と違ってガラス戸、ガラス窓がありません。夕方になって雨戸を閉めると、翌朝まで廊下や電灯のない部屋は、まっ暗です。特に敗戦間近になると、電気は軍隊や軍需工場に送られるので、ふつうの民家は一部屋分の電灯しか使えませんでした。

もう暗くなったら寝るしかないのです。こんな状況が敗戦後数年つづきました。

よく考えると、これは動物の生活と大差ありません。

犬でも猫でも、私たちと同じ暗い場所で寝ているから、寿命が短いのかもしれないと思ったほどです。

敗戦の傷が少しずつ癒やされる時代になってから、日本人の平均寿命は延びていきましたが、それは当然のことながら医学、医薬の進歩です。

しかし私はそれだけでなく、夜の時間が明るくなったからではないかと考えたのです。

それこそ犬も猫も、庭や床下で飼っていた頃と比べて、現在のように人間と共に暮らしている時代では、ケタ違いに寿命が延びています。実際、我が家の犬は14歳（人間の年齢に換算すると推定84歳）ですが、超元気です。

「照明の明るさは元気のもと、長命のもと」だと、私は考えたのです。

私の処女作は『女がわからないでメシが食えるか！』というものです。55歳のときの作品ですが、この中で、女性化社会になると「白く・丸く・明るくなる」と書かれています。

女性は「黒くて・角ばっていて・暗い」建物や部屋や環境は嫌いです。

いや、建物だけでなく、こういう性格や服装の男は嫌われるものです。名前はいいませんが、そんなタイプの政治家がいるでしょう？

いまから30年以上前の都会と現在の都会の違いを想像してみれば、いかに社会全体が「白く・丸くて・明るい」状況になっているか、おわかりになるかと思います。

女性の寿命が男性よりおよそ5歳長い理由の一端は、この明るさを好む性格にあるのです。性格的にも暗い男たちは、笑顔いっぱいの女性たちの若さには敵いません。

私は自分でこんな内容の本を書いた手前、外観も塀も真っ白の家を建てただけでなく、室内も白壁で、電灯の数も尋常ではありません。わが家で一番ぜいたくなのは電気代、といっても過言ではないくらいです。

このわが家の昼夜変わらぬ明るさが、私と家族の健康につながっていると、私自身は信じています。

そしてそれは江戸時代でも同様で、庶民は真っ暗な家で暮らしていたため、短命だったのではないか？　大名や家老、一部の豪商たちは、百目ろうそくを何束も立てた煌々と輝く部屋で仕事をしていたからこそ、庶民のように、ただ長い時間、真っ暗闇の中で体を鈍らせないですんだのではないでしょうか？

「白く・丸く・明るく」

これが人生を愉しむ秘訣です。白っぽいファッション、丸テーブル、明るい電灯の輝く部屋にいたら、そんなに長く寝たいと思わなくなるでしょう。

ひとつのことを始めたら、40年間は死なない

私は22歳の頃から作家の松本清張先生の担当でした。先生にとって最初の編集者です。そのためほかの編集者より、先生は私に目をかけてくれたのですが、あるとき先生は、

「櫻井君もそろそろ編集者をやめて、書く側に回りなさい」

とアドバイスしてくれたのです。

もしかすると、作家としての才能を、チョッピリ認めてくれたのかもしれません。

「私にできますかね？」

「できるとも。ただし毎日16時間机に座っているのが条件だ」

「16時間ですか！」

さすがに私も絶句してしまいました。

しかし先生は自分の毎日の習慣を私に伝えたまでで、当然のような顔をしています。

これまで清張先生の日常を見てきた私にも、その条件は当然に思えてきましたが、私にそれだけ原稿の注文が来るかどうかのほうが大問題です。

その心配を先生に伝えると、

「ともかく書くテーマがなければ、新聞でも週刊誌でも百科事典でもいいから、読みつづけることだ。それをともかく毎日つづけていけば、必ず食っていけるようになる。ただし机の前で寝てはいけない。戦場なのだから」

これは先生の体験談です。先生の処女作は『西郷札《さつ》』という作品ですが、百科事典を1ページずつめくっていくうちにこの言葉にぶつかり、それを小説に仕立てた出世作です。

先生の作品量は厖大です。毎日16時間書きつづけたとしても、42歳の作家生活スタートから82歳までの40年で、ふつうの人間だったら到底無理な冊数を書き上げています。

1日16時間書きつづけるということは、一般人の2倍働くということです。

残りは8時間しかありません。その8時間で食事から家族との会話、睡眠までこなさなくてはなりません。**笑い話になりますが、私は先生に頼みこんで、16時間を13時間にして**

もらい、今日まで元気にやってきました。

清張先生はすごい考え方の持ち主で、

「書きはじめたら、サラリーマンと同じ40年間は働きつづけること。私も42歳で作家生活に入ったので、82歳まで書きつづける。櫻井君も50歳で書きはじめたら90歳まで書きつづけると、ここで約束しなさい」

と迫ってきました。

先生は私との約束通り82歳で亡くなりましたが、私は55歳で作家生活に入ったので、95歳までは書きつづけなければなりません。

かりにいま90歳だったら、平均余命が4歳強ある計算です。とりあえず第一目標を90歳に置けば、次は95歳まで生きられそうなので、頑張るつもりです。

寝たら死ぬ、長く寝たら頭が死ぬ――と、私は本気で思っています。

書きたいテーマはまだまだたくさんあります。

死のうと思っても、先生との約束もあり、残念ながら死ねないのです。

「人の反対を往け」がわが家の生き方

私の母は92歳で亡くなるまで、家事をしゃきしゃきとやっていました。入院月数はほぼ3ヵ月くらいだったでしょうか。実に「子ども孝行」の母でした。

人生の最終期には、姉のところの小さな孫娘2人に囲まれるという幸運に恵まれていたので、一日中会話がとぎれなかったようです。

これが老いた母にとって、ボケない力になっていたと思うのです。

昔の母親は自分の経験を娘や孫に伝えるのを使命にしていました。

孫娘も祖母のそばで針の使い方を学んでいたようですが、最近の高齢女性のつらいところは、孫がそれほどいない点です。

また、かりにいたとしても、教えるべき技術というものをもち合わせていませんし、孫たちもあまりそばに寄ってきません。

これは祖母にかぎらず、祖父も同じです。実はこの孫の存在が昔の祖父母の生き甲斐でしたし、また孫にすばらしい技術を伝えてくれたのです。

私の母方の祖父は60歳の坂を越えてから、芸者を連れて北海道の奥地に行ってしまいました。それ以前は、昭和初期の円タク運転手をしていました。その頃は東京中どこに行くにしても、タクシーに乗って、１円で行けたのです。

祖父は昭和の初期に輸入車を運転していたのですから、相当進んだ男だったはずで、私は祖父の運転で当時の東京市内を何度も走って見物しています。

この先進性が60歳を超えて、芸者と駆け落ちする勇気になったのでしょう。当時の60歳といえばご隠居さんで、毎日することもなく外を呆然と見ている人ばかりでした。

私はこの祖父の血を引いたらしく、女性学の専門家となり、女性週刊誌という当時の最先端の職業に携わってきました。

母もこの父に可愛がられたようで、私には常に「人の反対の道を往くように」と教えていたほどです。

母は関東大震災の当日、逃げまどう大群衆にはばまれて、目指す本所被服廠《ひふくしょう》広場に到達できず、まったく反対の方向に逃げ、一晩、子どもたち（私の兄と姉たち）を川の中に浸けて、全員が助かりました。

ところが、被服廠の広場に入った3万人という人々は周囲から迫った火事で全員が焼け死んでしまったそうです。

このときの教訓をその後生まれた私に教えたのです。

これが私を現在のような境遇にさせたのでしょう。

医学的には「長く寝るべし」という人の多い中を、私は人と反対に、なるべく寝ないで、できるだけ頭を活性化して、長生きしてきました。

自分で太鼓判を押すのはおこがましいのですが、この生き方だと死は避けられませんが、私がボケることはないでしょう。

祖父、母、私と三代にわたる似たような生き方の中には、富豪の道はまったく血筋にありませんが、死ぬ寸前まで楽しく生きられるという点では、間違いないと思っています。

おわりに

年を重ねただけでは老いない。理想を失うときに初めて老いがくる

今夜もまた午前3時を過ぎてしまいました。

数ヵ月間、この1冊にかかっていましたが、原稿を編集部の手に委ねると、早くも頭の中は、次の作品のことで回転しはじめたからです。

私は基本的にいつも前向きです。

次の作品にどういうテーマを選ぶかとなると、どうしても3年後、5年後はどうなっていくのだろうか？　などと考えてしまうのです。

このとき同年齢の人と根本的に違うのは、みんなが寝る時間に起きて考えるという点です。この逆転の生活があればこそ、多くの人の生き方と違ってくるのでしょう。

それに小さいことですが、身の回りに最先端の商品を置く、という習慣をもちつづける

ことではないでしょうか?

目覚まし時計ひとつにしても、ふつうの目覚ましではなく「グーグルホーム」を置くと、そこで「オーケー、グーグル。明日の朝は9時に起こして!」と、話しかけることになります。

それも目覚ましとして使うだけでなく「ニュースを教えて!」といえば、すぐ最新のニュースを流してくれます。大したことではありませんが、それでも24時間、いつでも新しいニュースを聴けるというのは、頭脳活動を活発にしてくれます。

また、わが家には14歳になる老犬がいるにもかかわらず、ソニーのアイボを飼おうかな、とも思っています。アイボといえば、いまから19年前1999年6月にロボット犬第1号として世に出ましたが、私はこのアイボもまだ捨ててはいません。

そんなこともあって、今回の2号犬をまだ手に入れていませんが、かりに新しいアイボを可愛がったら、私にかぎらず、お年寄りは相当若返るのではないでしょうか?

考えてみれば、誰にも若返るチャンスはいくらでもあるのです。

私はいつもそう考えて、もっとも先端を行く生活や情報を大切にしてきました。

かりに次の作品にかかるとしたら『櫻井式先見勉強術』といったものにしたいと考えています。この題名をスマホに書き入れたり、口にしてみるだけで、自分が「87歳という老人」とは、到底思えなくなります。

サミュエル・ウルマンの有名な言葉に「青春とは人生のある時期ではなく、心の持ち方をいう」というものがあります。

「青春とは人生のある時期をいうのではなく、心の様相をいうのだ。優れた創造力、逞しき意志、燃ゆる情熱、怯懦を退ける勇猛心、安易を振り捨てる冒険心、こういう様相を青春というのだ」

この言葉は非常に有名ですが、私はむしろこの言葉より、次の言葉を大切にしています。

「年を重ねただけでは人は老いない。理想を失うときに初めて老いがくる。歳月は皮膚のしわを増すが、情熱を失うときに精神はしぼむ」

誰にもしわは増していきますが、理想をもちつづければ、そのしわは知性となって、むしろ精神を高揚させると私は信じています。

そしてむしろその種のしわは、女性にとって好ましい色気として映るものです。

自賛するわけではありませんが、私は多くの女性たちから、いまでも「セクシー!」といわれています。それには香水や消臭剤を用いることも大事ですが、精神さえしぼまなければ、誰でもむしろ好ましい色気が増すのではないでしょうか?

早い人は男女とも、定年と同時に色気を失ってしまいますが、それではその人の以後の人生に、誰も何も期待しないでしょう。

期待されてこそ、長い老後生活を元気で働けるのです。


あなたも早くて80歳、遅ければ90歳までは働くつもりで、睡眠時間を調整し、おしゃれをし、頭脳を回転させてみてはどうでしょうか?　いや「働く」とは人のために動くことですが、ここは自分のために「動く」だけでもいいと思います。

それだけでも、喜ばれる高齢者になれるのです。

櫻井秀勲

著者プロフィール

櫻井秀勲（さくらい・ひでのり）

1931年、東京生まれ。東京外国語大学を卒業後、光文社に入社。遠藤周作、川端康成、三島由紀夫、松本清張など歴史に名を残す作家と親交を持った。31歳で女性誌「女性自身」の編集長に抜擢され、毎週100万部発行の人気週刊誌に育て上げた。55歳で独立したのを機に、『女がわからないでメシが食えるか』で作家デビュー。以来、『運命は35歳で決まる』『人脈につながるマナーの常識』『今夜から！口説き大王』など著作は200冊を超える。

著者公式HP
http://www.sakuweb.jp/

櫻井秀勲 音声コラム『文壇爺の文豪日記』
http://m.himalaya.fm/59021/album/99874

寝たら死ぬ！ 頭が死ぬ！
―87歳現役。人生を豊かにする短眠のススメ

2018年3月4日　第1刷発行

著　者　　櫻井秀勲

発行者　　岡村季子
発行所　　きずな出版
東京都新宿区白銀町1-13　〒162-0816
電話03-3260-0391　振替00160-2-633551
http://www.kizuna-pub.jp/

ブックデザイン　池上幸一
写真　　米山三郎
印刷・製本　モリモト印刷

ISBN978-4-86663-027-4

きずな出版

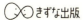

櫻井秀勲の好評既刊

※表示価格は税別です

人脈につながるマナーの常識

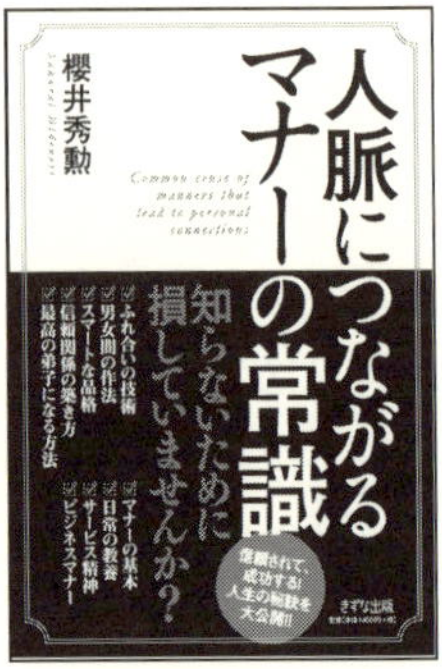

「ただ丁寧にすればいい」

そんなマナーの時代は終わりました。いま本当に必要なマナーを会得することで、あなたを導く人脈を築くことができます。そのためにマナーの基本や教養、男女間の作法に至るまでを完全網羅したのが本書。

文壇に名を残す作家たちと親交をもつ著者に学ぶ、人脈につながる５５のルール。

本体価格 1400 円

今夜から！　口説き大王

彼女にイエスと言わせる心理テクニック

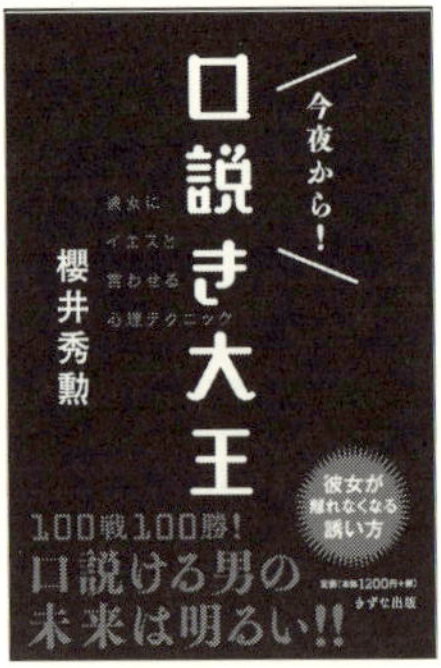

悪用厳禁！

女心を知っている男こそが勝利者になれる。

「女の神様」「口説きの神様」と呼ばれる著者による、口説きについての指南書がいまここに誕生！女性を口説くために必要なあらゆる情報を凝縮！今夜から使える 130 の心理テクニックもたっぷり収録した充実のコンテンツ！

本体価格 1200 円

書籍の感想、著者へのメッセージは以下のアドレスにお寄せください

E-mail：39@kizuna-pub.jp

きずな出版

http://www.kizuna-pub.jp